Josephine Geipel • Alexander F. Wormit

AF900478

Musiktherapie bei Depressionen und Schmerzerkrankungen

Behandlungskonzepte für Jugendliche und Erwachsene

Unter Mitarbeit von Jaakko Erkkilä und Esa Ala-Ruona

Mit einem Vorwort von Stefan Kölsch

Ernst Reinhardt Verlag

Prof.in Dr.in *Josephine Geipel* leitet den Master-Studiengang Musiktherapie an der Universität Augsburg. Sie praktiziert und forscht im Bereich Musiktherapie mit Früh- und Neugeborenen und psychisch belasteten Jugendlichen.

Prof. Dr. *Alexander F. Wormit* leitet den Bachelorstudiengang Musiktherapie an der SRH University of Applied Sciences Heidelberg. Seine Schwerpunkte sind Musiktherapie in der Geriatrie, Schmerz- und Palliativbehandlung sowie musikbasierte Angebote für junge Geflüchtete.

Hinweis: Soweit in diesem Werk eine Dosierung, Applikation oder Behandlungsweise erwähnt wird, darf der Leser zwar darauf vertrauen, dass die Autoren große Sorgfalt darauf verwandt haben, dass diese Angabe dem Wissensstand bei Fertigstellung des Werkes entspricht. Für Angaben über Dosierungsanweisungen und Applikationsformen oder sonstige Behandlungsempfehlungen kann vom Verlag jedoch keine Gewähr übernommen werden. – Die Wiedergabe von Gebrauchsnamen, Handelsnamen, Warenbezeichnungen usw. in diesem Werk berechtigt auch ohne besondere Kennzeichnungen nicht zu der Annahme, dass solche Namen im Sinne der Warenzeichen- und Markenschutz-Gesetzgebung als frei zu betrachten wären und daher von jedermann benutzt werden dürften.

Bibliografische Information der Deutschen Nationalbibliothek

Die Deutsche Nationalbibliothek verzeichnet diese Publikation in der Deutschen Nationalbibliografie; detaillierte bibliografische Daten sind im Internet über <http://dnb.d-nb.de> abrufbar.
ISBN 978-3-497-03295-2 (Print)
ISBN 978-3-497-62033-3 (PDF-E-Book)
ISBN 978-3-497-62034-0 (EPUB)

© 2025 by Ernst Reinhardt, GmbH & Co KG, Verlag, München

Dieses Werk, einschließlich aller seiner Teile, ist urheberrechtlich geschützt. Jede Verwertung außerhalb der engen Grenzen des Urheberrechtsgesetzes ist ohne schriftliche Zustimmung der Ernst Reinhardt GmbH & Co KG, München, unzulässig und strafbar. Das gilt insbesondere für Vervielfältigungen, Übersetzungen in andere Sprachen, Mikroverfilmungen und für die Einspeicherung und Verarbeitung in elektronischen Systemen. Der Verlag Ernst Reinhardt GmbH & Co KG behält sich eine Nutzung seiner Inhalte für Text- und Data-Mining i.S.v. § 44b UrhG einschließlich Einspeisung/Nutzung in KI-Systemen ausdrücklich vor.
Dieses Werk kann Hinweise/Links zu externen Websites Dritter enthalten, auf deren Inhalt der Verlag keinen Einfluss hat und die der Haftung der jeweiligen Seitenanbieter oder -betreiber unterliegen. Ohne konkrete Hinweise auf eine Rechtsverletzung ist eine permanente inhaltliche Kontrolle der verlinkten Seiten nicht zumutbar. Sollten jedoch entsprechende Rechtsverletzungen bekannt werden, werden die betroffenen externen Links soweit möglich entfernt.

Printed in EU
Covermotiv: ©iStock.com/Angel_1978; iStock.com/puhimec
Satz: Sabine Ufer

Ernst Reinhardt GmbH & Co KG, Kemnatenstr. 46, D-80639 München
Net: www.reinhardt-verlag.de E-Mail: info@reinhardt-verlag.de

reinhardt

Inhalt

Vorwort

von Stefan Kölsch

Stellen Sie sich vor, Musik könnte nicht nur Ihr Herz berühren, sondern auch Ihr Gehirn heilen. Genau das ermöglicht die Musiktherapie.

Musik ist weit mehr als bloße Schallwellen, die unser Ohr erreichen – sie ist ein menschliches Urbedürfnis, das uns tief im Herzen bewegt und verbindet. Seit vielen Jahren erforsche ich als Neurowissenschaftler und Musiker, wie Klänge, Rhythmen und Melodien Körper und Geist beeinflussen und in therapeutischen Prozessen erstaunliche Kraft entfalten. Neurowissenschaftliche Studien belegen, dass Musik zentrale emotionale Netzwerke im Gehirn anspricht, soziale Fähigkeiten wie Empathie stärkt und kognitive Kompetenzen – von der Aufmerksamkeit bis zum Gedächtnis – fördert. Dieses Potenzial reicht so weit, dass Musik in der Behandlung psychischer und psychosomatischer Erkrankungen neue Wege der Heilung eröffnet.

Dass Musik tatsächlich heilsam wirken kann, erlebe ich immer wieder in einem Alzheimer-Projekt, an dem ich mitwirke. Es ist jedes Mal zutiefst berührend, wenn wir gemeinsam mit den Patientinnen und Patienten singen. In diesen Momenten öffnen sich die Herzen, eine innige Verbindung entsteht – nicht selten sind wir alle zu Tränen gerührt. Zugleich zeigen unsere Daten, dass derartige Gesangsinterventionen die depressiven Symptome der Betroffenen deutlich reduzieren. Das ist ein wichtiger hirnchemischer Effekt, der das Wohlbefinden und die Lebensqualität dieser Menschen spürbar verbessert. Gerade in einer Zeit, in der immer mehr Menschen unter Einsamkeit und steigenden psychischen Belastungen leiden, rückt die therapeutische Wirkung der Musik verstärkt in den Fokus. Sie kann den Spiegel wichtiger Botenstoffe wie Dopamin oder Endorphine steigern, körperliches Wohlbefinden und Schmerzreduktion unterstützen und unsere Beziehungen zueinander stärken. Oft gelingen in der Musiktherapie Durchbrüche, die konventionelle Ansätze alleine nicht erreichen können.

Um die Musiktherapie dauerhaft im Gesundheitswesen zu verankern, sind wissenschaftlich fundierte Studien und Manuale unverzichtbar. Sie gewährleisten hohe Qualitätsstandards in Forschung und Praxis und bilden die Grundlage, um die Musiktherapie als selbstverständlichen Teil einer ganzheitlichen Gesundheitsversorgung zu etablieren. Hier liegt die besondere Stärke dieses

Buches: Es wurde von erfahrenen Musiktherapeutinnen und Musiktherapeuten geschrieben, die ihre Herzensarbeit nun in dieser Ausgabe weitergeben. Auf eindrucksvolle Weise vermitteln sie, wie sich strukturierte Behandlungsmanuale gezielt einsetzen lassen, um die Wirksamkeit der Musiktherapie noch besser zu erfassen und zu belegen.

Konkret werden in diesem Werk vier Manuale vorgestellt, die ursprünglich für Forschungszwecke entwickelt wurden und heute bereits erfolgreich in der Praxis bei Jugendlichen und Erwachsenen mit Depressionen und Schmerzerkrankungen eingesetzt werden. Damit ist dieses Buch eine überaus wertvolle Lektüre – nicht nur für Fachleute, sondern für alle, die sich für den facettenreichen Einsatz der Musik als therapeutisches Mittel interessieren. Es zeigt, wie kraftvoll und vielseitig Musiktherapie sein kann, und lädt dazu ein, ihr enormes Potenzial weiter zu erforschen und in die Versorgung von Patientinnen und Patienten zu integrieren.

Ich wünsche Ihnen eine inspirierende Lektüre, die Neugier weckt und Lust darauf macht, die faszinierenden Möglichkeiten der Musiktherapie in Forschung und Praxis zu erkunden – zum Wohle der Menschen, die unsere Unterstützung brauchen.

Bergen, März 2025 Prof. Dr. Stefan Kölsch

1 Evidenzbasierte Praxis in der Musiktherapie

von Josephine Geipel

1.1 Was ist evidenzbasierte Praxis?

Die evidenzbasierte Praxis (EbP) leitet sich aus der evidenzbasierten Medizin (EbM) ab. Vorreiter der EbM war der schottische Arzt und Wissenschaftler Archibald Cochrane. Bereits 1972 setzte er sich für die Untersuchung von Therapien in randomisiert-kontrollierten Studien ein (Cochrane, 1972). In den 1990er Jahren entwickelte sich dann darauf aufbauend die EbM. Von Sackett et al. ist die heute noch viel zitierte Definition:

> *„Evidenzbasierte Medizin (EbM) ist der gewissenhafte, ausdrückliche und vernünftige Gebrauch der gegenwärtig besten externen, wissenschaftlichen Evidenz für Entscheidungen in der medizinischen Versorgung individueller Patienten. Die Praxis der EbM bedeutet die Integration individueller klinischer Expertise mit der bestverfügbaren externen Evidenz aus systematischer Forschung" (Cochrane Deutschland, 2024; Sackett et al., 1996).*

Das Denkmodell der EbM ist stark von der positivistischen Definition von Evidenz geprägt, die schon von Cochrane vorgedacht war (Weßling, 2011). Evidenz wird in diesem wissenschaftstheoretischen Kontext als Nachweis der Wirksamkeit einer Therapie durch Effektivitätsstudien verstanden. Kritiker:innen befürchten, dass das implizite Wissen, welches sich durch die klinische Erfahrung entwickelt, weniger berücksichtigt wird. Sie hinterfragen, inwiefern statistische Durchschnittswerte in Effektivitätsstudien auf eine echte Person anwendbar seien und ob statistisch signifikante Effekte auch eine klinische Relevanz haben. Ebenso entsprechen Patient:innen häufig nicht den Beschreibungen aus dem Lehrbuch und kommen mit komplexen Multimorbiditäten (Greenhalgh et al., 2014).

Schon Sackett et al. (1996) messen der individuellen Situation und Präferenz sowie der internen Evidenz der Behandler:innen als Teil der evidenzbasierten Medizin eine Relevanz bei. EbM war nie als Kochbuchmedizin gedacht, in der bei der Behandlung Kopf und Intuition ausgeschaltet und die individuelle

Situation der Patient:innen ignoriert werden sollten. Vor zehn Jahren kam es zu einer Neuausrichtung der EbM, die diesen Aspekt noch einmal stärker betonte. Die ethische Patient:innenversorgung, die fachliche Expertise und partizipative Entscheidungsfindung werden stärker betont und nun an erste Stelle gesetzt (Greenhalgh et al., 2014).

Der Begriff der Evidenzbasierten Praxis (EbP) wurde zunächst zur Beschreibung des Prozesses der Implementierung wissenschaftlicher Evidenz in die Praxis verwendet (Kitson et al., 1998). Die Übernahme der Prinzipien der EbM von anderen Gesundheitsberufen (z. B. Pflege, Psychotherapie, Logopädie, Soziale Arbeit) wird heute ebenfalls als EbP bezeichnet, sozusagen als Äquivalent der EbM in Psychotherapie, Gesundheits- und Therapiewissenschaften sowie der Sozialen Arbeit. In einer Gesundheitsversorgung, die immer komplexer wird, sind verschiedene Berufsgruppen an der Versorgung von Patient:innen beteiligt. Es ist daher gewissermaßen eine logische Konsequenz, die Ideen der EbM auch für die anderen, an der gemeinsamen Versorgung beteiligten Gesundheitsberufe, zu übernehmen (Dawes et al., 2005). Die Definition und Gewichtung der drei Komponenten der EbP (wissenschaftliche Evidenz, therapeut:innenbezogene und patient:innenbezogene Faktoren) sind in den verschiedenen Fachdisziplinen unterschiedlich ausgearbeitet. Für die Psychologie wird die EbP detailliert beschrieben und über die American Psychological Association (APA) kommuniziert (American Psychological Association, 2005), im Bereich Pflege oder den Therapieberufen gibt es verschiedene Modelle, die angewendet werden. In der Musiktherapie haben sich einzelne Wissenschaftler mit der EbP in der Musiktherapie befasst und stellen verschiedene Sichtweisen dar (Abrams, 2010; Aigen, 2015; Bernatzky & Strickner, 2008; Hillecke & Dulger, 2007; Hillecke et al., 2021a; Rolvsjord, Gold & Stige, 2005a; Silverman, 2022). Gemeinsam ist allen Gesundheitsdisziplinen jedoch die kritische Betrachtung der EbM, vor allem die zu enge Definition von Evidenz, die unklar definierte Rolle der Behandler:innen und ihrer Expertise, die zu geringe Beachtung der Präferenzen der Patient:innen und die fehlende Einbindung von Ressourcen und Kontextfaktoren (Satterfield et al., 2009). Um dem Umstand Rechnung zu tragen, dass im Gesundheitsbereich meist in interprofessionellen Teams zusammengearbeitet wird, haben Satterfield et al. (2009) ein transdisziplinäres Modell der evidenzbasierten Praxis ausgearbeitet, welches die Kritik aufgreift und die Stärken einzelner Modelle nutzt und gleichzeitig danach strebt, ihre Schwächen zu kompensieren (Abbildung 1.1).

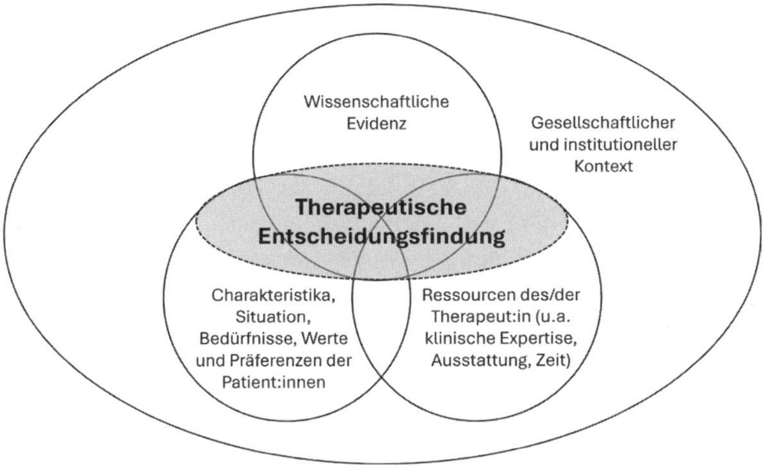

Abbildung 1.1: Transdisziplinäres EbP-Modell nach Satterfield et al. (2009)

Das Modell stellt die therapeutische Entscheidungsfindung als den Prozess in den Mittelpunkt, der die vorhandenen therapeutischen Ressourcen (Kap. 1.1.2), die patient:innenbezogene Faktoren (Kap. 1.1.3) und die bestverfügbaren wissenschaftlichen Evidenzen (Kap. 1.1.4) miteinander abwägt sowie in einem gesellschaftlichen und institutionellen Kontext (Kap. 1.1.1) betrachtet. In diesen Entscheidungsprozess wird der aktuelle Forschungsstand genauso mit einbezogen wie die Wünsche, Bedürfnisse und Merkmale der Patient:innen sowie die klinische Expertise, die Zeit und die Ausstattung der Therapeut:innen.

> **!** Im Mittelpunkt des transdisziplinären EbP-Modells steht die Fähigkeit – unter Beachtung der wissenschaftlichen Evidenz, der eigenen therapeutischen Ressourcen, des Kontexts und der Bedürfnisse der Patient:innen – eine fundierte Entscheidung für die musiktherapeutische Vorgehensweise zu treffen und diese im Therapieverlauf gegebenenfalls anzupassen.

1.1.1 Gesellschaftlicher und institutioneller Kontext

Der systemische Ansatz des Modells berücksichtigt, dass die musiktherapeutische Behandlung in einem institutionellen, gesellschaftlichen und politischen Kontext stattfindet, der auch einen Einfluss auf die therapeutische Entscheidungsfindung hat. Die Vorstellungen über Musiktherapie und deren Akzeptanz in einer Institution fließen genauso in die Entscheidungsfindung mit ein wie die organisatorischen Bedingungen (Satterfield et al., 2009). So bestimmt beispielsweise der zeitliche Rahmen eines Krankenhausaufenthalts ganz maßgeblich wie die Musiktherapeutin ihre Intervention auf den gegebenen Behandlungskontext anpasst. Auch die politische Situation der Musiktherapie als berufsrechtlich nicht anerkannte Profession wirkt sich auf die Akteure sowie die Bedingungen in der Institution und damit auf die Entscheidungsfindung aus.

1.1.2 Therapeut:innenbezogene Faktoren

Die musiktherapeutische Expertise steht wie schon im Modell der EbM von 1996 im Mittelpunkt der Entscheidungsfindung. Neben anderen Ressourcen wie Ausstattung oder verfügbare Zeit ist sie maßgeblich für die Umsetzung evidenzbasierter Praxis in der Musiktherapie. Aber woran kann man Expertise festmachen? Ist sie am Ruf einer Person ablesbar? Oder sollte die Verringerung der Symptomatik der Patient:innen der Indikator sein, wie Expertise gemessen wird? Die populärste Definition im Kontext der EbP wurde von Sackett et al. (1996) geprägt und findet auch im Modell von Satterfield et al. (2009) Anwendung. Sie definieren Expertise als Kompetenzen im Bereich der Durchführung von – in unserem Fall – musiktherapeutischen Behandlungen:

1. Musiktherapeutische Anamnese, Diagnostik und Assessment,
2. Therapeutische Gesprächsführung und interprofessionelle Kommunikation,
3. Gestaltung musiktherapeutischer Interventionen, die zu einer positiven Veränderung führen und die Compliance fördern und
4. Evidenzbasierte Praxis.

Punkt 4 beinhaltet die Formulierung einer klinischen Fragestellung, die Durchführung einer darauf basierenden wissenschaftlichen Literaturrecherche sowie die Bewertung der wissenschaftlichen Erkenntnisse. Diese Kompetenzen werden für gewöhnlich in einem fundierten Musiktherapie-Studiengang erworben (Ala-Ruona et al., in review).

Obwohl alle gut ausgebildeten Musiktherapeut:innen sehr ähnliche Kompetenzen vermittelt bekommen, wird es Musiktherapeut:innen geben, die mit ihrer Arbeit erfolgreicher sind als andere. Aus der Psychotherapieforschung wissen wir, dass es keine entscheidenden Zusammenhänge zwischen der Berufserfahrung und dem Therapieerfolg zu geben scheint (z. B. Wampold & Brown, 2005). Es scheint vielmehr die Fähigkeit zu sein, eine tragfähige therapeutische

Beziehung mit sehr unterschiedlichen Menschen herstellen zu können (Baldwin et al. 2007). Inwieweit diese Erkenntnisse auf die Musiktherapie übertragbar sind, muss in künftigen Studien adressiert werden.

1.1.3 Patient:innenbezogene Faktoren

Das transdisziplinäre Modell geht von einer partizipativen Entscheidungsfindung (shared decision-making) aus, bei der Patient:innen (und ggf. die Angehörigen) in Entscheidungen zur Behandlung aktiv mit einbezogen, aber nicht alleine gelassen werden. So können die individuelle Lebenssituation, persönliche Merkmale, Bedürfnisse und Vorlieben der Patient:innen im Rahmen einer personalisierten Praxis berücksichtigt werden. Ziele sind Fachinformationen zu teilen und gleichzeitig die Autonomie zu fördern. Das Modell ist von zwei weiteren Modellen abzugrenzen. Das paternalistische Modell geht davon aus, dass die Behandler:innen nach objektiven Kriterien mit eingeschränkter Beteiligung der betroffenen Person beurteilen, was in deren bestem Interesse ist. Das Informationsmodell dagegen lässt der betroffenen Person die freie Wahl, nachdem alle Behandlungsoptionen dargelegt wurden (Emanuel & Emanuel, 1992).

1.1.4 Die wissenschaftliche Evidenz

Die wissenschaftliche Evidenz wird im Modell von Satterfield et al. (2009) weiter gefasst, da in den meisten Sozialwissenschaften die Studienlage weit weniger umfassend ist als in der Medizin. Dies trifft insbesondere auf die Musiktherapie als Kleines Fach zu (Metzner, 2018a). Herkömmliche Darstellungen wie die Evidenzpyramide und andere Stufensysteme von Evidenz dienen der hierarchischen Ordnung wissenschaftlicher Erkenntnisse aus der quantitativen Forschung. Aufgrund der Verwendung in den S3-Leitlinien der Arbeitsgemeinschaft der Wissenschaftlichen Medizinischen Fachgesellschaften (AWMF) dürften den meisten das Klassifikationssystem des Oxford Centre for Evidence-Based Medicine aus dem Jahr 2009 vertraut sein (Tabelle 1.1).

Diese strenge Kategorisierung von Evidenz wird zunehmend als zu vereinfachend empfunden. Die methodologische Qualität der Studien sollte bei der Einordnung in Evidenzlevel besser widergespiegelt werden. So kann eine randomisiert-kontrollierte Studie (RCT, randomized controlled trial) mit einem hohen Verzerrungsrisiko beispielsweise durch fehlende Verblindung des Studienpersonals (d. h. die an einer Studie beteiligten Personen wissen nicht, in welche Behandlungsgruppe der Patient/die Patientin zugeordnet wurde) oder dem selektiven Bericht von Ergebnissen eine geringere Aussagekraft haben als eine methodisch sehr sauber durchgeführte kontrollierte Studie ohne Randomisierung (d. h. der zufälligen Zuteilung der Teilnehmenden einer Studie zur Experimental- oder Kontrollgruppe). Eine US-amerikanische Forschungsgruppe spricht sich dafür aus, systematische Übersichtsarbeiten / Meta-Analysen nicht mehr als höchstes Evidenzlevel zu verstehen, sondern vielmehr als Lupe, die den aktuellen Stand zur Wirksamkeit basierend auf RCTs betrachtet (Murad et al., 2016).

Tabelle 1.1: Evidenzlevel (Oxford Centre for Evidence-Based Medicine, 2009)

Evidenzlevel	Studiendesign
1a	Metaanalysen oder systematische Reviews randomisiert kontrollierter Studien
1b	einzelne randomisiert kontrollierte Studien
2a	systematische Reviews von Kohortenstudien
2b	einzelne Kohortenstudien
2c	experimentelle Studien ohne Kontrollgruppen
3a	systematische Reviews von Fall-Kontroll-Studien
3b	einzelne Fall-Kontroll-Studien
4	Fallserien
5	Expertenmeinung

Der deutsche Gesundheitssoziologe Bernhard Borgetto und sein Team hinterfragen die klassische Evidenzhierarchie noch umfassender (Borgetto et al., 2016). Sie stellen ihr eine vierseitige Forschungspyramide gegenüber, die neben der Evidenz aus quantitativen Studien auch die aus qualitativen Studien mit einbezieht und noch zwischen experimentellen Studien und Beobachtungsstudien unterscheidet. Die vier sich daraus ergebenden Forschungsansätze (quantitativ-experimentelle Studien, quantitativ-beobachtende Studien, qualitativ-beobachtende Studien, qualitativ-experimentelle Studien) bilden die vier Seiten der von ihnen vorgeschlagenen Forschungspyramide, wobei die unterste Stufe der externen Evidenz die Meinung von anerkannten Expertinnen und Experten darstellt, unabhängig von deren Studien- oder Erfahrungsgrundlage. Mit zunehmender Höhe in der Pyramide steigt die methodische Strenge der Studiendesigns und somit die interne Validität (d. h. Studienergebnisse sind kausal eindeutig auf die untersuchte Behandlung zurückzuführen). Studiendesigns werden hierarchisiert und anhand spezifischer Qualitätskriterien bewertet, die je nach Forschungsansatz oder Studiendesign variieren. An der Spitze steht das sogenannte Pyramidenreview, das Studienergebnisse aus allen vier Ansätzen vergleicht und klinische Entscheidungsfindung im Sinne einer evidenzbasierten Praxis umfassend unterstützen soll. Das Modell von Borgetto et al. (2016) passt insofern gut zur Musiktherapie, da auch in der musiktherapeutischen Literatur evidenzbasierte Praxis gefordert wird. Ebenso muss der Evidenzbegriff weiter gefasst werden, da Musiktherapie als Disziplin in verschiedenen Wissenschaftstraditionen ihre Wurzeln hat (Abrams, 2010; Aigen, 2015).

1.2 Ziele evidenzbasierter Praxis

Das Ziel der evidenzbasierten Praxis ist also eine verbesserte klinische Praxis und die Weiterentwicklung der Wissenschaftsdisziplin und der Profession. Für Musiktherapeut:innen, die bis zum Jahr 2000 ausgebildet wurden, steckte die Musiktherapieforschung noch in den Anfängen. Dies hat sich in den letzten beiden Jahrzehnten jedoch zunehmend verändert. Musiktherapeut:innen schätzen heutzutage wissenschaftliche Erkenntnisse grundsätzlich als relevant für ihre praktische Tätigkeit (Müller et al. 2022). Der evidenzbasierte Ansatz erfährt immer mehr Anerkennung (Waldon & Wheeler, 2017).

Tatsächlich bietet der Einbezug wissenschaftlicher Evidenz eine wertvolle Ergänzung. Diese kann als zusätzliche Datenquelle verstanden werden, die neben therapierelevanten Informationen und Ressourcen genutzt wird. Wissenschaftliche Erkenntnisse unterstützen den Entscheidungsprozess. Die Handlungssicherheit erhöht sich in der Praxis, ohne die individuelle klinische Expertise oder den spezifischen Kontext aus den Augen zu verlieren.

Für Patient:innen bedeutet der Einbezug erprobter Therapiekonzepte in Form von Therapiemanualen eine höhere Transparenz bezüglich ihrer Behandlung und sichert deren Qualität. Durch die EbP grenzt sich die Musiktherapie deutlich von Personen und deren musikbasierten Angeboten ab, die keine wissenschaftlich fundierte Musiktherapieausbildung absolviert haben. Der Einbezug von Evidenzbasierung kann die Musiktherapie nachhaltiger im Gesundheitssystem und in der Gesundheitspolitik verankern. Die Anliegen der Musiktherapie können so in eine Sprache gebracht werden, die auch von den anderen Gesundheitsprofessionen verstanden wird. Im Musiktherapiestudium wird vermittelt, wie Mediziner:innen, Psychotherapeut:innen oder andere Gesundheitsfachkräfte arbeiten. Im Studium der Medizin, Psychotherapie oder Physiotherapie erfahren die Studierenden meist nichts oder sehr wenig über Musiktherapie, deren Wirksamkeit oder über Indikationen. Musiktherapeut:innen haben also neben ihrer therapeutischen Tätigkeit auch die Aufgabe, in ihrer Institution über Musiktherapie aufzuklären – sei es im Tür- und Angelgespräch mit einer Kollegin oder bei einer internen Fortbildung. Bei diesen Gelegenheiten ist neben der Darstellung der spezifischen klinischen Expertise auch der Einbezug der Evidenz wichtig, um der Musiktherapie langfristig einen Platz im zunehmend ökonomisierten Gesundheitssystem zu gewährleisten. Das gilt im Kleinen für die Stelle eines jeden einzelnen und im Großen für die Berufspolitik. Denn auch dort ist die Entscheidungsgrundlage die Evidenzbasierung. Musiktherapie findet nur den Weg in Leitlinien, wenn es ausreichend Evidenz für ihre Wirksamkeit gibt. In Deutschland ist Musiktherapie in der Heilmittelrichtlinie des Gemeinsamen Bundesausschusses (G-BA) als nicht verordnungsfähiges Heilmittel mit der Argumentation gelistet, dass der therapeutische Nutzen nicht nachgewiesen ist (G-BA, 2025). In Australien wird gerade diskutiert, ob die Kosten für Kunst- und Musiktherapie für Menschen mit Behinderung weiterhin durch die National Disability Insurance Agency (NDIS) getragen werden können, nachdem NDIS zu dem Schluss kam, dass Musiktherapie nicht die notwendigen Evidenzstandards erfüllt (NDIS, 2024). Die beiden Beispiele beruhen zwar auf Fehlinterpretationen durch fehlende Informationen, sind aber Teil von politischen Debatten. Sie zeigen jedoch die hohe Relevanz der Evidenzbasierung in der Musiktherapie in Bezug auf berufspolitische Ziele wie die berufsrechtliche Anerkennung und Kostenübernahme. Die Debatte über die Definition wissenschaftlicher Evidenz, wie sie oben bei Borgetto et al. (2016) dargelegt oder von Wissenschaftler:innen aus der Musiktherapie geführt wird (Abrams, 2010; Aigen, 2015) kann aus wissenschaftlicher Perspektive bereichernd sein. An der harten Realität der Gesundheits- und Berufspolitik der Künstlerischen Therapien geht sie jedoch vorbei. Hier gilt als evidenzbasiert, was in Meta-Analysen und RCTs eine überzeugende Wirksamkeit gezeigt hat.

1.3 Zur Überwindung der Lücke zwischen Forschung und Praxis

Der Kreislauf wissenschaftlicher Erkenntnis in der klinischen Musiktherapie läuft systematisch und iterativ ab. Er besteht aus einer Abfolge von Schritten, deren Beginn und Ende stets in der musiktherapeutischen Praxis liegen sollte. Praxis und Forschung sollten sich also stets aufeinander beziehen. Das bedeutet einerseits, dass die Wissenschaft versucht, Fragen zu beantworten, die in der Praxis entstehen und andererseits, dass die Praxis die Erkenntnisse aus dieser Forschung in ihre klinische Entscheidungsfindung mit einbezieht.

Dafür benötigen Praktiker:innen grundlegende Kenntnisse im wissenschaftlichen Arbeiten, damit sie wissenschaftliche Fragestellungen formulieren, Literatur recherchieren, verstehen und interpretieren können. In modernen Musiktherapie-Studiengängen sollte zur Begegnung des Bedarfs einer parallelen praktischen und wissenschaftlichen Ausbildung das Scientist-Practitioner-Modell aus der Klinischen Psychologie (Raimy, 1950) adaptiert werden. Es zeichnet sich durch die umfassende Vermittlung von vertiefter praktischer Expertise und solider Forschungskompetenz aus und unterstützt damit die enge Verzahnung von Praxis, Lehre und Forschung (Wormit, 2016).

Weitere notwendige Voraussetzungen zur Umsetzung evidenzbasierter Praxis sind Arbeitsplätze, die über die notwendigen finanziellen und zeitlichen Ressourcen verfügen. Literaturrecherche kostet Zeit und der Zugang zu wissenschaftlichen Datenbanken bzw. Zeitschriftenbibliotheken Geld. Praktiker:innen sollten schon im Bewerbungsgespräch thematisieren, ob die Ressourcen für evidenzbasierte Praxis zur Verfügung stehen und diese ggf. einfordern.

Zur weiteren Überwindung der Lücke zwischen Forschung und Praxis werden Wissenschaftler:innen benötigt, die selbst aus der Praxis kommen oder mit Praktiker:innen eng zusammenarbeiten. Sie haben die Aufgabe, praxisrelevante wissenschaftliche Fragen zu stellen und ihre wissenschaftlichen Erkenntnisse so aufzubereiten und zu kommunizieren, dass sie von Praktiker:innen mit ihren meist begrenzten Ressourcen rezipiert und implementiert werden können. Neben den Forschungsergebnissen sollten auch die in den Studien verwendeten musiktherapeutischen Vorgehensweisen und ggf. Trainings veröffentlicht werden. Das beinhaltet Material in Form eines Manuals und Schulungsunterlagen für das Training der Studientherapeut:innen, welches im Rahmen der Vorbereitung der Studie entwickelt wurde. Diese standardisierten Vorgehensweisen sind bisher zu selten veröffentlicht. Aber nur, wenn Musiktherapeut:innen genau wissen, wie in den Studien musiktherapeutisch vorgegangen wurde, können sie diese Maßnahmen auch in ihre Praxis integrieren.

Bei komplexen Behandlungen wie der Musiktherapie heißt dies nicht, dass ein Manual eins zu eins in der musiktherapeutischen Praxis umgesetzt werden muss. Mit einem erneuten Blick auf das transdisziplinäre EbP-Modell nach Satterfield et al. (2009) bedeutet es, dass die Beschreibungen der Interventionen der Studien genauso wie die Ergebnisse als wissenschaftliche Evidenz in den Prozess der therapeutischen Entscheidungsfindung einbezogen werden.

! In Abhängigkeit von den patient:innenbezogenen und den therapeut:innenbezogenen Faktoren sowie dem gesellschaftlichen und institutionellen Kontext kann eine therapeutische Entscheidungsfindung ergeben, dass z.B. nur ein Teil eines Therapiemanuals oder aufgrund des institutionellen Rahmens eine geringere Anzahl an Therapiesitzungen durchgeführt wird.

2 Therapiemanuale

von Josephine Geipel

2.1 Was sind Manuale?

Auch wenn keine einheitliche Definition von Behandlungsmanualen existiert, finden sich in den meisten Manualen detaillierte Angaben zu den theoretischen Grundlagen der Behandlung und ihrer Wirkungsweise, therapeutischen Zielkriterien und Interventionen. Da der Einsatz von Therapiemanualen eng verknüpft ist mit der evidenzbasierten Praxis und den Forderungen von Krankenkassen oder gesundheitspolitischen Gremien nach störungsspezifischer Wirksamkeit von Psychotherapie, sind die meisten Manuale störungsspezifisch konzipiert (Wormit et al., 2020a). Carroll & Nuro (2002) empfehlen für die Darstellung von Manualen die Beschreibung der folgenden Inhalte:

- Beschreibung und theoretische Begründung der Behandlung unter Nennung der angenommenen Mechanismen, die zur Veränderung führen
- Beschreibung der Störung oder des Problems
- Behandlungsziele
- Unterschiede zu und Ähnlichkeiten mit anderen Behandlungsmöglichkeiten
- Darstellung der festgelegten therapeutischen Grundsätze
- Inhalt der einzelnen Sitzungen
- Gesamtstruktur der Behandlung (Dauer, Dosis, Setting, Flexibilität der Struktur etc.)
- Überlegungen zum Therapeuten-Training und zur Qualitätskontrolle bei der Implementierung des Manuals

Das vorliegende Buch orientiert sich bei der Darstellung der Therapiemanuale bzw. -modelle in den Kapiteln 3 bis 6 an diesen Empfehlungen.

In diesem Kapitel werden die Begriffe *Manual, Therapiemanual* und *Behandlungsmanual* synonym verwendet. Im Bericht über Forschungsprojekte werden Manuale auch als Behandlungsprotokolle oder Therapieprotokolle betitelt. Weitere Begriffe wie beispielsweise *Behandlungskonzept, Interventionskatalog, Praxisleitfaden* oder *Clinician's Manual* verfolgen inhaltlich dieselbe Zielsetzung wie Therapiemanuale: die systematische Beschreibung von Interventionen, therapeutischen Zielen und zugrunde liegenden theoretischen Annahmen über die Wirkmechanismen von Musiktherapie (wie z.B. Wormit et al., 2020b). Der wesentliche Unterschied besteht im jeweiligen Entstehungskontext. Die letztgenannten Begriffe beziehen sich häufig auf Handreichungen, die für Praktiker:innen und Studierende entwickelt wurden und in unterschiedlichen Zusammenhängen entstanden sein können, z.B. auf der Basis langjähriger Erfahrungen einer Musiktherapeutin in einem spezifischen Anwendungsfeld oder durch Befragungen von Praktiker:innen.

Im Gegensatz dazu werden Behandlungs- und Therapiemanuale stets im Rahmen von RCTs oder entsprechenden Pilotstudien entwickelt und evaluiert. Anschließend werden sie veröffentlicht, um wissenschaftliche Evidenz in der klinische Praxis zu verankern. Behandlungsmanuale erfüllen also im laufenden Forschungsprozess unterschiedliche Funktionen. Während sie in der Planungs- und Durchführungsphase einer Studie primär der Standardisierung therapeutischer Verfahren dienen, um forschungsmethodischen Anforderungen gerecht zu werden, unterstützen sie in der Phase der Verbreitung wissenschaftlicher Erkenntnisse die Implementierung anwendungsorientierter Ergebnisse in die klinische Praxis.

2.2 Die Bedeutung von Manualen

2.2.1 ...für die Forschung

Die Entwicklung und Konzeption von Manualen ist integraler Bestandteil der Interventionsforschung, sozusagen „das Herz der Angelegenheit“ (Gitlin & Czaja, 2016, S.16). Behandlungsmanuale sind (vor allem im Bereich der Verhaltenstherapie) weit verbreitet, erfahren aber auch viel Kritik in Bezug auf ihre klinische Anwendbarkeit (Carroll & Nuro, 2002; Piper & Ogrodniczuk, 1999).

Verschiedene Autoren schlagen vor, die Manualentwicklung nicht als einzelne Maßnahme, sondern als iterativen Prozess zu verstehen, der auf eine schrittweise Überarbeitung und Anpassung des Manuals hin zur klinischen Reife abzielt (Castonguay, Schut, Constantino & Halperin, 1999).

In Anlehnung an die Überprüfung der Wirksamkeit von Pharmazeutika konzeptualisierten Buchkremer und Klingberg (2001) ein Phasenmodell zur Überprüfung von Psychotherapie mit den folgenden vier Phasen:

- Phase I: Konzeptentwicklung
- Phase II: Nicht-kontrollierte Studie
- Phase III: Kontrollierte Studien
- Phase IV: Anwendungsstudien unter Routinebedingungen

Um die Evaluation einer Therapiemethode zu ermöglichen, muss in Phase I ein auf der theoretischen Begründung beruhendes Behandlungsmanual erstellt werden. Die nicht-kontrollierte Studie der Phase II dient dazu, Erfahrungen mit einer eng definierten Patientengruppe mit diesem Manual zu sammeln. Die Phasen III und IV beinhalten die Überprüfung der Wirksamkeit im Rahmen großer RCTs (Buchkremer & Klingberg 2001).

Der Einsatz von Behandlungsmanualen trägt maßgeblich zur Erhöhung der internen Validität einer Studie bei, da die detaillierte Beschreibung von Interventionen eine präzise Messung der Ausführungsintegrität ermöglicht. Nach einer Schulung der Studientherapeut:innen, die auf dem Behandlungsmanual basiert, wird während der Studie überprüft, inwieweit die therapeutischen Interventionen gemäß den Vorgaben des Manuals umgesetzt werden (treatment fidelity). Dies erfolgt in der Regel durch Supervision und mithilfe von Checklisten, die von den Studientherapeut:innen selbst und/oder externen Rater:innen ausgefüllt werden. Diese Checklisten dienen dazu, zu überprüfen, ob die unabhängige Variable – also die therapeutischen Interventionen – erfolgreich implementiert wurden (Baker, 2022).

2.2.2 …für Praxis und Lehre

Behandlungsmanuale bieten praktizierenden Musiktherapeut:innen eine wertvolle Möglichkeit, neue evidenzbasierte Behandlungsansätze zu erlernen und ihr therapeutisches Repertoire zu erweitern. Die Veröffentlichung von Manualen, die in Studien erprobt wurden, schließt eine wichtige Lücke zwischen den neuesten Forschungserkenntnissen und ihrer Implementierung in die praktische Anwendung (Wormit et al. 2020a).

Musiktherapie-Studiengänge sind im Vergleich zu anderen Gesundheitsberufen, wie beispielsweise Psychotherapie oder Medizin, häufig kürzer und umfassen im Bachelorstudium sechs bis sieben Semester in Vollzeit sowie im Masterstudium oft nicht mehr als zwei Jahre in Vollzeit oder drei Jahre in Teilzeit. Vor allem im Masterstudium zeichnen sich die Studiengänge durch einen geringeren Anteil an praktischer Ausbildung aus. Obwohl die grundlegenden Kompetenzen zur Planung, Durchführung und Dokumentation von Therapieprozessen vermittelt werden, ist es in diesem Zeitraum nicht möglich, diagnosespezifische Vorgehensweisen für alle Anwendungsbereiche vertieft zu behandeln.

Strukturierte Behandlungsmanuale können hier insbesondere Studierenden und Berufsanfänger:innen Orientierung bieten. Die oft durch Fallvignetten illustrierten Manuale ermöglichen Einblicke in prototypische Behandlungsverläufe, vermitteln Interventionsideen und bieten Sicherheit bei der Anwendung.

2.2.3 ...für Öffentlichkeit und Berufspolitik

Behandlungsmanuale tragen dazu bei, Informationen über Musiktherapie transparent und nachvollziehbar zu vermitteln. Sie stärken die Legitimität der Musiktherapie gegenüber externen Interessengruppen, wie politischen Entscheidungsträger:innen oder Patient:innen.

Durch die systematische Darstellung musiktherapeutischer Behandlungsansätze und der zugrunde liegenden wissenschaftlichen Theorien wird der (Fach-) Öffentlichkeit ein realistisches Bild von musiktherapeutischen Prozessen vermittelt. Dies erhöht die Transparenz und trägt dazu bei, verzerrten oder idealisierten Vorstellungen von Musiktherapie entgegenzuwirken.

2.3 Die Debatte um Therapiemanuale in der Musiktherapie

Die Musiktherapie verfügt über eine lange Tradition, praxisbezogenes Wissen und spezifische therapeutische Vorgehensweisen zu dokumentieren und zu publizieren. Ein frühes Beispiel hierfür bietet Christoph Schwabe, der bereits 1969 ein musiktherapeutisches Konzept zur Behandlung von Neurosen und funktionellen Störungen entwickelte. Dieses Konzept beschreibt die therapeutischen Ziele, die angewandten musiktherapeutischen Methoden sowie das zugrunde liegende theoretische Fundament (Schwabe, 1972).

Erst in den 2000er Jahren wurden im Kontext klinischer Studien und im Zuge der Etablierung der EbP in der Musiktherapie erstmals musiktherapeutische Behandlungsmanuale veröffentlicht. Inzwischen existiert eine Vielzahl evaluierter und publizierter Manuale für unterschiedliche Zielgruppen. Beispiele hierfür umfassen Manuale für ängstliche und unsichere Kinder (Ellerkamp et al., 2009), für Erwachsene in der Psychiatrie mit niedriger Compliance (Rolvsjord et al., 2005b), für Erwachsene in der forensischen Psychiatrie (Compton-Dickinson et al., 2017).

2.3.1 Vorbehalte gegenüber Manualen

Für einige Musiktherapeut:innen erscheint der Gedanke, sich strikt an ein Behandlungsmanual halten zu müssen, zunächst befremdlich. Häufig besteht die Befürchtung, die intuitive therapeutische Kompetenz könnte durch die Arbeit mit einem Manual eingeschränkt werden. Ebenso besteht die Sorge, dass der therapeutische Prozess sowie die Bedürfnisse der Patient:innen nicht mehr ausreichend berücksichtigt werden könnten. Diese Kritik, die häufig die Reduzierung der Therapie auf den Charakter eines „Kochbuchrezepts“ befürchtet, hat ihren Ursprung in den frühen Jahren der Manualisierung komplexer Interventionen wie der Psychotherapie und Musiktherapie (Kap. 1.1).

In der Realität zeigt sich jedoch, dass die Flexibilität in der Anwendung eines Manuals stark variieren kann. Die Entwicklung musiktherapeutischer Behandlungsmanuale erfolgt in der Regel durch Wissenschaftler:innen, die zugleich auch praktisch tätige Musiktherapeut:innen sind. Diese Doppelperspektive gewährleistet, dass therapeutische Intuition und praktische Anforderungen nicht vollständig eingeschränkt werden. Selbst sehr stark strukturierte Manuale wie das Musiktherapeutische Training für ängstliche und unsichere Kinder (Ellerkamp et al., 2009, S. 7), welches minutengenaue Empfehlungen für die Gestaltung der musiktherapeutischen Sitzungen gibt, hält in der Einleitung Folgendes fest:

> *„Die im Manual vorgeschlagenen Spiele sind v.a. als sinnvolle und in der Praxis bewährte Interventionen zu verstehen und sollten, entsprechend den Gegebenheiten (wie z.B. der Gruppenzusammenstellung oder dem entwicklungspsychologischen Niveau der Teilnehmer) angepasst werden. Ein rigides Vorgehen, welches sich vorwiegend an „abzuarbeitenden“ Therapieinhalten orientiert („Rezeptbuch“) erscheint uns im allgemeinen und auch in Bezug auf die Musiktherapie wenig sinnvoll.“*

Die Notwendigkeit einer stärkeren oder geringeren Strukturierung eines Manuals hängt dabei auch vom jeweiligen Anwendungsbereich ab. So kann bei der Arbeit mit ängstlichen Kindern ein stärker strukturiertes Vorgehen sinnvoll sein.

2.3.2 Alternative Ansätze: Flexibilität in Manualen

Neben dem sorgfältigen Entwicklungsprozess eines Manuals kann man der Kritik der mangelhaften klinischen Anwendbarkeit von Manualen auch auf inhaltlicher Ebene begegnen. Da die klinische Anwendung von stark strukturierten Manualen als unwahrscheinlicher eingeschätzt wird, sprechen sich Vertreter verschiedener Therapieformen für eine flexible Gestaltung von Behandlungsmanualen aus (Gitlin & Czaja, 2016; Piper & Ogrodniczuk, 1999; Rolvsjord et al., 2005a).

Ein Gegenentwurf zu stark strukturierten Manualen wird durch die Arbeit von Rolvsjord et al. (2005b) repräsentiert. Ihr Manual für Erwachsene in der

Psychiatrie mit niedriger Compliance verzichtet bewusst auf die Bezeichnung „Behandlungsmanual“ oder „Therapiemanual“. Stattdessen definieren sie auf Grundlage eines Ansatzes von Jennifer Waltz et al. (1993) therapeutische Prinzipien eines ressourcenorientierten musiktherapeutischen Vorgehens und systematisieren diese in vier Kategorien:

1 **Unverzichtbar und einzigartig** (z. B. die Anerkennung der musikalischen Identität der Patient:innen)
2 **Unverzichtbar, aber nicht einzigartig** (z. B. die Motivation zur musikalischen Interaktion der Patient:innen)
3 **Akzeptabel, aber nicht notwendig** (z. B. Instrumentalunterricht)
4 **Nicht akzeptabel** (z. B. ein starker Fokus auf Pathologie)

Dieses Vorgehen erlaubt eine größere therapeutische Flexibilität, da detaillierte Beschreibungen von Methoden und Techniken zugunsten einer Prinzipienorientierung weggelassen werden. Trotz dieser Flexibilität trägt die Beschreibung der therapeutischen Prinzipien zur Förderung der internen Validität einer Studie bei.

2.3.3 Der flexible Einsatz von Manualen in der Praxis

Der flexible Einsatz von Manualen in der Praxis erlaubt es Therapeut:innen, evidenzbasierte Standards mit den individuellen Bedürfnissen ihrer Patient:innen zu verbinden. Manuale dienen dabei als strukturierte Leitfäden, die Orientierung bieten, aber dennoch Raum für Anpassungen an den spezifischen Kontext oder den situativen Verlauf der Therapie lassen (Kendall et al., 2008). Viele Therapeut:innen verwenden Manuale nicht strikt nach Vorgabe, sondern handhaben sie flexibel, um den spezifischen Anforderungen der Behandlung gerecht zu werden. Wichtig ist hier die Bedeutung einer modularen Struktur von Manualen, die es ermöglicht, verschiedene Bausteine je nach Indikation auszuwählen und somit eine individuelle Anpassung der Therapie zu erleichtern. Ein solcher Aufbau fördert die Flexibilität und unterstützt Therapeut:innen dabei, die Behandlung optimal auf die Patient:innen zuzuschneiden und damit die Wirksamkeit von Manualen in der klinischen Praxis zu erhöhen (Döpfner, Kinnen & Petermann, 2010).

Auch bei den in diesem Buch beschriebenen Behandlungsmanualen unterscheidet sich der Grad sowie die Art der Flexibilität. Alle dargestellten Manuale sind modular aufgebaut. Die Manuale zur Behandlung von Jugendlichen und Erwachsenen mit Schmerzen beschreiben sehr detailliert, welche Interventionen in welcher Behandlungsphase durchgeführt werden sollen, während sie innerhalb der Therapiesitzungen bestimmte Wahlmöglichkeiten bieten. Im Gegensatz dazu empfiehlt das Manual zur Behandlung von Jugendlichen mit Depressionen lediglich, ab welcher Sitzung bestimmte Therapieziele fokussiert werden können, und ordnet diesen Zielen entsprechende Interventionen zu. Das Musiktherapiemanual zur Behandlung von Erwachsenen mit Depressionen gibt zwar die zu verwendenden Interventionen vor, lässt den Musiktherapeut:innen jedoch die Möglichkeit, flexibel zu entscheiden, welche therapeutischen Techniken eingesetzt werden.

Diese Vielfalt und die Flexibilität zeigen, dass Manuale nicht zwangsläufig restriktiv sind, sondern vielmehr als flexible Leitfäden dienen können, die sowohl der Standardisierung in der Forschung als auch einer individualisierten Praxis gerecht werden können.

3 Musiktherapiemanual zur ambulanten Behandlung von Jugendlichen mit Depressionen

von Josephine Geipel

3.1 Kontext der Entstehung des Manuals

3.1.1 Aktueller Forschungsstand

Die Untersuchung der Effekte von Musiktherapie und anderen musikbasierten Interventionen zur Reduktion depressiver Symptome ist ein wachsendes Forschungsfeld. Zahlreiche Studien legen nahe, dass Musiktherapie bei Erwachsenen einen positiven Beitrag zur Behandlung von Depressionen leisten kann (Aalbers et al., 2017). Die Wirksamkeit von Musiktherapie bei Jugendlichen ist wesentlich weniger umfassend untersucht (Geipel et al., 2018; Ishak et al. 2021). Der Großteil der Studien wurde mit Jugendlichen der Allgemeinbevölkerung an Schulen oder mit sozial auffälligen Jugendlichen (z. B. Aggression, Delinquenz) durchgeführt. Einige Studien bezeichnen die überprüften Interventionen zwar als Musiktherapie, wobei sie eigentlich der Musikmedizin zugeordnet werden müssen. Bisher ist keine methodisch ausgereifte randomisiert-kontrollierte Studie verfügbar, die Musiktherapie ausschließlich bei Jugendlichen mit einer diagnostizierten depressiven Störung untersucht.

Vielversprechend sind die Ergebnisse der Studie von Porter et al. (2017). In die Studie wurden 250 Kinder und Jugendliche mit sozialen, emotionalen, Verhaltens- und Entwicklungsstörungen eingeschlossen und in zwei Gruppen eingeteilt. Die eine Gruppe erhielt die Standardbehandlung, (sie beinhaltete Psychotherapie und/oder Pharmakotherapie, wobei sich die Dosierung nach dem Ermessen des zuständigen Fachpersonals richtete) und die andere erhielt zusätzlich zwölf wöchentliche Sitzungen Musiktherapie. Im Vergleich mit der Standardbehandlung zeigen sich hier kleine, aber signifikante Effekte bei der Reduktion von Depressivität. Bisher wurden nur die Daten der Gesamtgruppe publiziert. Eine Betrachtung der einzelnen Diagnosegruppen (Angststörungen, Autismus, Depression) wäre an dieser Stelle interessant und würde das gegenwärtige Forschungsfeld weiter aufklären. Die sozialen und kommunikativen Fähigkeiten verbesserten sich vor allem in der Subgruppe der Jugendlichen über 13 Jahre. Da depressive Jugendliche oftmals durch ihre Krankheit eingeschränkte soziale Fähigkeiten zeigen (Mehler-Wex&Kölch, 2008), könnte hier explorativ die Hypothese aufgestellt werden, dass diametral zur Verbesserung der sozialen Fähigkeiten, die Depressivität abnimmt.

3.1.2 Die Studie „Wired by Music"

Das im Folgenden beschriebene Musiktherapiemanual zur ambulanten Behandlung der Depression im Jugendalter ist im Rahmen der Pilotstudie „Wired by Music" entstanden. Eine erste Kurzversion des Manuals wurde 2019 in englischer Sprache veröffentlicht (Geipel, 2019) und in überarbeiteter Version im Rahmen der Dissertation der Autorin dieses Kapitels (Geipel, 2021).

In der Studie erhielten neun Jugendliche mit Depressionen auf der Basis dieses Manuals eine musiktherapeutische Behandlung. Sie wurden zu drei Messzeitpunkten (vor, nach und drei Monate nach der Therapie) hinsichtlich verschiedener psychologischer und psychobiologischer Parameter untersucht. Des Weiteren wurde die Compliance, die Behandlungszufriedenheit der Jugendlichen sowie die Machbarkeit hinsichtlich Rekrutierung, Abbruchquote und geeigneter klinischer Messinstrumente überprüft.

Das Manual erwies sich in der Studie als gut durchführbar bei einer hohen Behandlungszufriedenheit auf Seiten der Jugendlichen. Die Ergebnisse der klinischen Endpunkte weisen auf Verbesserungen der depressiven Symptomatik, der Affektregulation sowie der gesundheitsbezogenen Lebensqualität nach Durchführung des Musiktherapiemanuals hin. Bei einer weiteren Untersuchung drei Monate nach Beendigung der Therapie zeigte sich, dass die positiven Effekte nicht vollständig erhalten blieben (Geipel et al. 2022). Dies könnte bedeuten, dass für einige Patient:innen weitere Therapiesitzungen notwendig gewesen wären, um die erreichten Verbesserungen zu halten.

3.2 Theoretische Begründung des Manuals

Auf der Basis von Theorien und empirischen Erkenntnissen zu Funktionen von Musik im Jugendalter, zu Entwicklungsaufgaben und zur depressiven Symptomatik Jugendlicher wurde der Einsatz von Musik im Rahmen der therapeutischen Beziehung bei depressiven Jugendlichen theoretisch begründet und daraus der Fokus des Manuals abgeleitet.

3.2.1 Entwicklungspsychopathologie

Es gibt unterschiedliche Störungsmodelle für die Entstehung von psychischen Erkrankungen. Die Entwicklungspsychopathologie des Jugendalters geht von einem biopsychosozialen Störungsmodell aus, bei dem psychische Störungen das Ergebnis der bestmöglichen Anpassung an die Umweltbedingungen und Entwicklungsaufgaben von Jugendlichen sind. Depressive Symptome können demzufolge für Einzelne die bestmögliche Lösung zur Überbrückung der Abweichung von Anforderungen bei nicht ausreichenden Ressourcen darstellen. Symptome werden demnach nicht nur als Ausdruck genetischer Veranlagung gesehen, sondern als bestmöglicher Versuch, eine (Entwicklungs-)Krise zu meistern. Eine therapeutische Behandlung zielt demnach darauf ab, Jugendlichen wieder einen günstigeren Verlauf ihrer Entwicklung zu ermöglichen. Sie sollte sich demnach nicht nur auf Aspekte der depressiven Symptomatik richten, sondern auch Aspekte der Lebenswelt und Entwicklungsaufgaben Jugendlicher mit einbeziehen (Resch & Parzer, 2014).

3.2.2 Funktionen von Musik im Jugendalter

Bei der Entwicklung der theoretischen Begründung einer musiktherapeutischen Behandlung depressiver Jugendlicher dienten die unterschiedlichen Funktionen von Musik im Jugendalter als Ausgangspunkt. In der Jugend hat Musik eine besonders große Bedeutung. Einerseits fungiert Musik unterstützend bei der Bewältigung der Entwicklungsaufgaben, da durch sie die Stärkung und Entwicklung der Identität gefördert, Selbstsicherheit, Ablösung und Selbstbestimmung und damit die Gestaltung sozialer Beziehungen unterstützt werden kann. Andererseits macht sie „Spaß“ im hedonistischen Sinn und kann beim Ausdruck und der Modulation von Emotionen, Stimmung und Arousal unterstützen (Laiho, 2004; Saarikallio, 2019).

Die Freude auslösende und gefühlsmodulierende Funktion von Musik lässt sich auf neurobiologischer Ebene mit starken Überschneidungen zwischen neuronalen Netzwerken (Belohnungssystem), die an der Musikverarbeitung beteiligt sind, mit Netzwerken, die für die Affektregulation verantwortlich sind, erklären (Koelsch, 2014; Moore, 2013). Jugendliche erleben Emotionen intensiver, sind emotional instabiler (Bailen et al., 2019) und mit Schwierigkeiten in der Affektregulation konfrontiert (Heller & Casey, 2016). Diese Schwierigkeiten der Affektregulation werden auch in Zusammenhang mit depressiven Störungen gebracht (Campbell-Sills & Barlow, 2009; Hofmann, Sawyer, Fang & Asnaani, 2012). Den affektbezogenen Funktionen von Musik kann in der Behandlung der Depression in diesem Alter demnach eine besondere Bedeutung zukommen.

Welche Strategien und Mechanismen der Veränderung von affektiven Zuständen durch Musikhören zugrunde liegen, ist in den letzten zehn Jahren vermehrt in den Fokus wissenschaftlicher Studien gerückt. So wurden verschiedene theoretische Modelle entwickelt und empirisch untersucht:

Das BRECVEMA-Modell (Juslin, 2013) kategorisiert verschiedene Mechanismen, wie Musik Emotionen hervorrufen kann, beispielsweise durch die Aktivierung des Hirnstammreflexes (**B**rain Stem Reflex) bei sehr plötzlicher und lauter Veränderung in der Musik, durch **R**hythmisches Entrainment, durch Konditionierung (**E**valuative Conditioning), durch emotionale Ansteckung der Hörenden bei der von der Musik transportierten Stimmung (**C**ontagion), durch von bestimmten Musikstücken hervorgerufene Bilder (**V**isual Imagery) oder persönliche Erinnerungen (**E**pisodic Memory), durch das Erfüllen oder Nichterfüllen von Erwartungen in der Musik (**M**usical Expectancy) oder durch das ästhetische Urteil des Hörers (**A**esthetic Judgement).

Das GSTM-Modell baut auf dem BRECVEMA-Modell auf, integriert aber zusätzlich zu den **M**echanismen auch Ziele (**G**oals), **S**trategien und **T**aktiken musikalischer Aktivitäten zur affektiven Selbstregulation (van Goethem, 2010). Mit Zielen ist hier der angestrebte Zustand gemeint. Mit Strategien sind spezielle Bewältigungsstrategien gemeint (z. B. Ablenkung, kognitive Neubewertung, Fokus auf das Hier und Jetzt), die einer musikalischen Aktivität zugrunde liegen können. Unter Taktik wird die musikbezogene Tätigkeit selbst verstanden (z. B. Musikhören, Singen).

Für Maratos et al. (2011) adressiert das gemeinsame aktive Musizieren gezielt die Symptome der Depression. Es fördert die körperliche Aktivität, die Interaktion zwischen den Musikerinnen und Musikern und bereitet Freude. Damit werden typische Symptome der Depression wie die Verminderung des Antriebs, der soziale Rückzug und Interessenverlust, die gedrückte Stimmung sowie Freudlosigkeit direkt angesprochen.

Aus diesen Vorüberlegungen ergibt sich ein starker Fokus des Manuals auf den affektiven Bereich. In der Behandlung der Symptombereiche, die mit einer affektiven Dysregulation in Zusammenhang stehen, birgt die Musik besonderes Potenzial. Sie schafft aber auch die Möglichkeit, an die Lebenswelt der Jugendlichen anzuknüpfen und sie bei der Stärkung und Entwicklung ihrer Identität, dem Erlangen von Selbstsicherheit und der Ablösung und Selbstbestimmung und damit Gestaltung sozialer Beziehungen zu unterstützen.

Wenn man wie in diesem Modell von Funktionen der Musik im Jugendalter ausgeht, werden einige Symptombereiche der jugendlichen Depression nicht direkt von der Musik angesprochen. In Abbildung 3.1 sind dies die Symptome in den

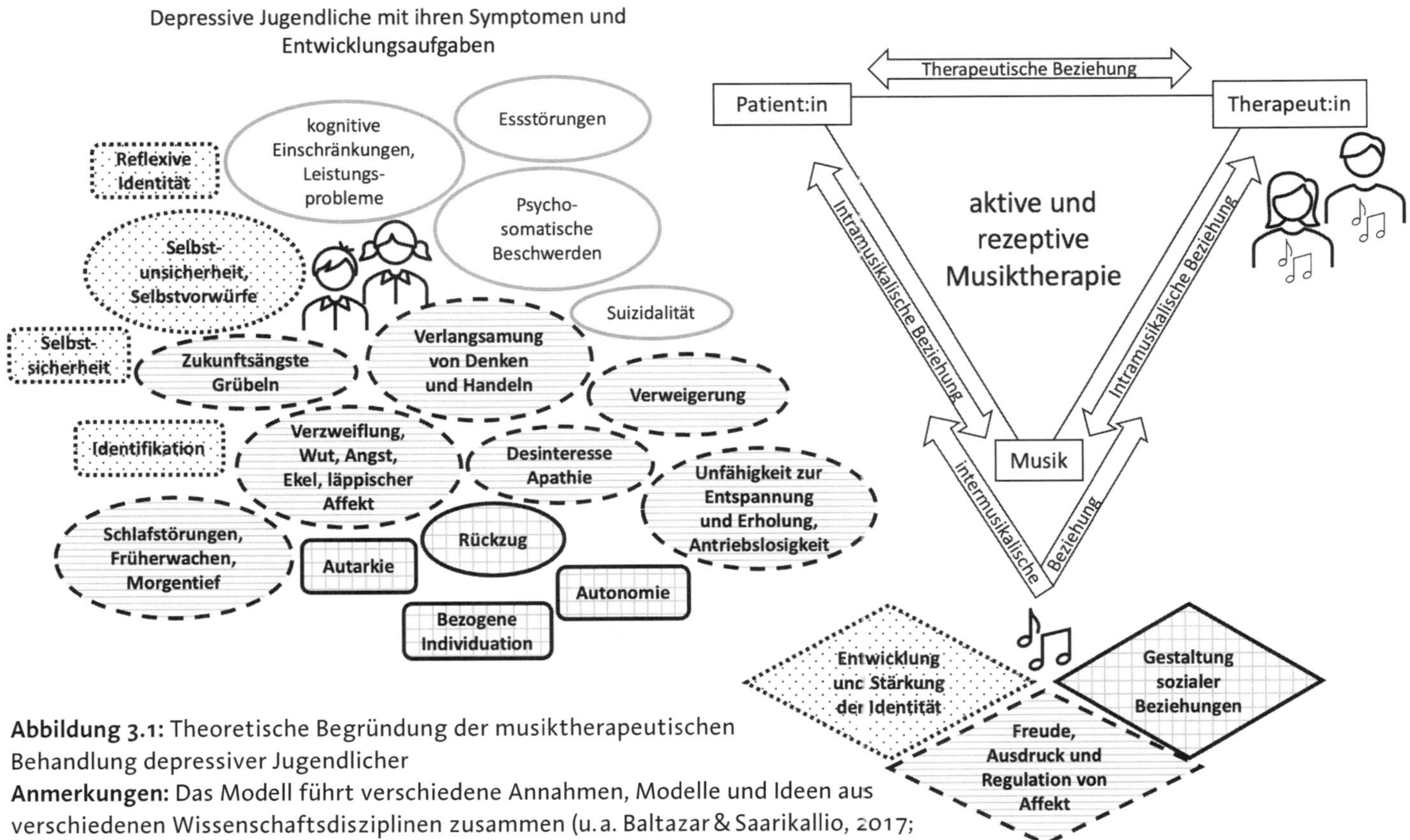

Abbildung 3.1: Theoretische Begründung der musiktherapeutischen Behandlung depressiver Jugendlicher

Anmerkungen: Das Modell führt verschiedene Annahmen, Modelle und Ideen aus verschiedenen Wissenschaftsdisziplinen zusammen (u.a. Baltazar & Saarikallio, 2017; Laiho, 2004; Mehler-Wex & Kölch, 2008; Resch, 2016; Resch et al., 1999; Schäfer, 2016; Schäfer et al., 2013; Trondalen & Bonde, 2012)

grau umrandeten Ellipsen. Das bedeutet nicht, dass Musiktherapie in diesen Bereichen grundsätzlich keine Wirksamkeit zeigen kann. Der Fokus des hier entwickelten musiktherapeutischen Manuals liegt jedoch auf den übrigen Symptombereichen in den gemustert hinterlegten Ellipsen, die direkt auf die Funktionen der Musik im Jugendalter bezogen werden können. Hier zeigt sich die Notwendigkeit eines komplementärmedizinischen Ansatzes, also der musiktherapeutischen Behandlung als Ergänzung zu in Leitlinien empfohlener Psycho- und Pharmakotherapie bei depressiven Jugendlichen.

In der Musiktherapie ist neben der Musik selbst auch die therapeutische und intermusikalische Beziehung in der Triade von Musik, Klient:in und Therapeut:in wirksam (Trondalen & Bonde, 2012). Hier finden sich neben den spezifischen Wirkfaktoren der Musik auch allgemeine Wirkfaktoren wie sie im Rahmen der Psychotherapie diskutiert werden (Grawe et al. 2001; Hillecke & Wilker, 2007; Koch, 2017).

Für die effektive Konzeption von Manualen ist es wesentlich, verschiedene Strategien und Methoden anbieten zu können (Gitlin & Czaja, 2016). In der Musiktherapie steht ein breites Repertoire an aktiven und rezeptiven Methoden zur Verfügung. Bei der Entwicklung des vorliegenden Manuals wurde die musiktherapeutische Literatur zu Jugendlichen mit depressiven Störungen, die verschiedene musiktherapeutische Vorgehensweisen beschreiben, gesichtet. Passend zum Fokus und den angenommenen Wirkmechanismen von Musik im Rahmen einer therapeutischen Beziehung wurden Methoden und Interventionen, die dem Fokus und den Zielen des Manuals dienen, ausgewählt und ausführlich beschrieben.

Exkurs: Phasenmodell psychotherapeutischer Veränderung

Der therapeutische Prozess kann in verschiedene Phasen gegliedert werden. Innerhalb der Psychotherapie gibt es unterschiedliche Modelle, um so den Verlauf einer Therapie zu strukturieren. Manche sollen als Handreichung für Therapeut:innen zur Unterstützung der kognitiven Bewältigung und Ordnung des komplexen Therapieprozesses dienen (Kanfer et al., 2012, S. 109 ff.). Andere versuchen, den tatsächlichen Verlauf von therapeutischen Prozessen zu beschreiben (Howard et al., 1993). Die Orientierung an solchen Modellen eignet sich als strukturgebende Komponente bei der Entwicklung von Behandlungsmanualen.

Das Phasenmodell psychotherapeutischer Veränderung von Howard et al. (1993) ist ein vielfach empirisch untersuchtes theoretisches Konstrukt, welches Aussagen über den Verlauf und die Geschwindigkeit psychotherapeutischer Veränderung trifft (Sembill et al., 2017; Stulz & Lutz, 2007). Es umfasst drei aufeinanderfolgende Phasen: Remoralisierung, Remediation und Rehabilitation. Die Hoffnungen und Erwartungen der Patient:innen zu Beginn einer Psychotherapie führen in der Phase der Remoralisierung zu einer schnellen Verbesserung des subjektiven Wohlbefindens. Am Ende der ersten Phase sollte der:die Patient:in Vertrauen zum:zur Therapeut:in gefasst haben, die vorliegenden Probleme nicht mehr ausschließlich externalisieren und es sollte die Bereitschaft bestehen, gemeinsam mit dem:der Therapeut:in am besseren Verständnis der eigenen psychologischen Prozesse zu arbeiten. In der mittleren Phase (Remediation) der Psychotherapie wird sich auf die Symptome und spezifischen Probleme der Patient:innen konzentriert. In dieser Phase geht es vor allem um die Aktivierung bzw. Förderung von Coping-Strategien. In der Rehabilitationsphase werden langbestehende maladaptive Muster angegangen, um einen verbesserten Umgang mit schwierigen Aspekten des Lebens und des Selbst zu erarbeiten und aufrechtzuerhalten (Howard et al., 1993).

Die wissenschaftliche Untersuchung von Psychotherapieprozessen kommt zu dem Schluss, dass etwa zwei Drittel der Patient:innen, die oben genannten Phasen in dieser Reihenfolge durchlaufen (Stulz & Lutz, 2007), es jedoch auch notwendig sei, die Behandlung bei abweichenden Verläufen anpassen zu können (Sembill et al., 2017). Um das zu gewährleisten, wird in diesem Zusammenhang immer wieder empfohlen, als Therapeut:in regelmäßig zu überprüfen, ob die Therapie anschlägt (Lambert et al. 2001; Sembill et al., 2017). Zudem wird auch diskutiert, das Modell für Patient:innengruppen zu spezifizieren, die andere Verläufe aufweisen, wie z. B. Menschen mit vorheriger Psychotherapieerfahrung und Menschen mit sehr ausgeprägter Symptomatik (Stulz & Lutz, 2007).

3.3 Depression im Jugendalter

Depressionen sind im Jugendalter sehr verbreitet. So weisen 34 % aller Jugendlichen depressive Symptome auf. Für Jugendliche im Alter von 18 Jahren wurde festgestellt, dass etwa 19 % im Laufe ihres bisherigen Lebens die Kriterien zur Diagnose einer depressiven Störung zumindest einmal erfüllt haben (Shorey et al., 2022).

Depressive Störungen sind unipolare affektive Störungen. Sowohl in der ICD-10 (International Statistical Classification of Diseases and Related Health Problems, WHO, 2014) als auch in der ICD-11 (Bundesinstitut für Medizinprodukte und Arzneimittel, 2022) werden die depressive Episode, die rezidivierende depressive Störung und die Dysthymie unterschieden. Bei der letzteren handelt es sich um eine chronische, über mehrere Jahre anhaltende leichte depressive Verstimmung, die eher selten durch einen episodischen Verlauf wie bei der rezidivierenden depressiven Störung charakterisiert ist. In der ICD-11 wird neu die gemischte depressive Störung und Angststörung nicht mehr unter den Angststörungen, sondern unter den depressiven Störungen aufgeführt. Im Zusammenhang mit einer depressiven Episode werden in der ICD-10 die folgenden Symptome beschrieben:

- gedrückte Stimmung
- Interessenverlust, Freudlosigkeit
- Verminderung des Antriebs, erhöhte Ermüdbarkeit

Weitere häufige Merkmale sind:

- verminderte Konzentration und Aufmerksamkeit
- vermindertes Selbstwertgefühl und Selbstvertrauen
- Schuldgefühle und Gefühle der Wertlosigkeit
- negative und pessimistische Zukunftsperspektiven
- Suizidgedanken, erfolgte Selbstverletzung oder Suizidhandlungen
- Schlafstörungen
- verminderter Appetit

In der ICD 11 gibt es keine Trennung mehr zwischen Haupt- und Zusatzkriterien. Eine depressive Episode erfordert entweder gedrückte Stimmung oder Anhedonie sowie mehrere weitere Symptome mit deutlicher Funktionsbeeinträchtigung (Walter et al., 2024).

Da die Symptomatik der depressiven Störungen im Jugendalter als nicht gravierend unterschiedlich eingeschätzt wird, werden alle Altersgruppen in der ICD-10 und ICD-11 gemeinsam unter den Affektiven Störungen codiert.

Für die Diagnose einer depressiven Episode wird eine Dauer der Symptomatik von mindestens zwei Wochen vorausgesetzt. Je nach Häufung und Zusammensetzung der Symptome kann eine leichtgradige, mittelgradige oder schwergradige depressive Episode mit psychotischen Symptomen oder ohne psychotische Symptome diagnostiziert werden. Jedoch weist die ICD-10 auch explizit darauf hin, dass es im Kindes- und Jugendalter zu abweichenden Erscheinungsbildern kommen kann (WHO, 2014). Hier können altersgruppenübergreifend Aggressivität oder eine leichte Reizbarkeit und geringe Frustrationstoleranz

Ausdruck einer Depression sein, ebenso wie Angst und Zwangsverhalten (Mehler-Wex & Kölch, 2008).

3.4 Behandlung der Depression im Jugendalter

Kinder und Jugendliche mit depressiven Störungen können im Regelfall ambulant behandelt werden. Unter Berücksichtigung des Schweregrads der Störung, des familiären und sozialen Umfeldes sowie der regionalen Versorgungskapazitäten kann auch eine teilstationäre oder stationäre Behandlung in Betracht kommen. Die Behandlung sollte vorrangig mit Psychotherapie, Pharmakotherapie oder einer Kombination aus beidem erfolgen. Verschiedene ergänzende Therapien wie sportliche Aktivität, Ergotherapie oder Künstlerische Therapie können im Sinne eines multimodalen Vorgehens der Behandlung erwogen werden (National Institute for Health and Care Excellence, NICE, 2019; Dolle & Schulte-Körne, 2013).

3.5 Struktur und Ziele des Manuals

Das Manual basiert auf dem Phasenmodell psychotherapeutischer Veränderung (Howard et al., 1993) und gliedert sich in drei Module mit folgenden Schwerpunkten: Verbesserung des subjektiven Wohlbefindens, Verbesserung der Affektregulation, Stärkung der reflexiven Identität im Kontext sozialer Beziehungen. Jedem Modul sind bestimmte Behandlungsziele und passende Interventionen zur Unterstützung dieser Behandlungsziele zugeordnet. Die Module bauen zwar aufeinander auf, der Inhalt der einzelnen Sitzungen wird jedoch bewusst nicht festgelegt, um den Therapeut:innen eine flexible Anpassung an den Verlauf des jeweiligen Therapieprozesses zu ermöglichen. Die Module sind nicht als geschlossene Einheiten zu verstehen, sondern können sich überlappen.

Tabelle 3.1 stellt die Behandlungsziele und Interventionen der drei Module des musiktherapeutischen Manuals zur Behandlung depressiver Jugendlicher dar. Es werden aktive und rezeptive Interventionen verwendet, die im Einklang mit aktueller musiktherapeutischer Praxis und Forschung stehen.

Im Folgenden werden zunächst die Rahmenbedingungen der Behandlung und die grundlegenden Prinzipien der Beziehungsgestaltung dargelegt, um anschließend die Phasen mit ihren jeweiligen Interventionen und Behandlungszielen darzustellen.

Tabelle 3.1: Übersicht über die Module des Musiktherapiemanuals zur ambulanten Behandlung der Depression im Jugendalter

Modul	Behandlungsziele	Interventionen
Modul 1 Verbesserung des subjektiven Wohlbefindens (ab Sitzung 1)	▪ Beziehungsaufbau ▪ Verbesserung des subjektiven Wohlbefindens ▪ Entspannung ▪ Musikpsychoedukation: Verbessertes Verständnis der Wirkung von Musik auf das Selbst ▪ Ressourcenaktivierung	▪ Exploration der Erwartungen, Ziele und Wünsche ▪ Exploration des Instrumentariums ▪ Einfache / Achtsamkeitsbasierte Klangintervention ▪ Affektfokussiertes Wunschkonzert
Modul 2 Verbesserung der Affektregulation (ab Sitzung 3)	▪ verbesserte Affektwahrnehmung ▪ verbesserter Affektausdruck ▪ verbessertes Verständnis von Affekt und seinem Effekt auf sich selbst ▪ Erleben von Emotionen ▪ Veränderung von Affekten ▪ Umgang mit starken affektiven Zuständen / Coping ▪ Steigerung des Selbstwerts	▪ Themenzentrierte Improvisationen zu Stimmungen / Emotionen / emotionalen Erlebnissen ▪ Erstellung von Playlists ▪ Therapeutisches Singen / Rappen ▪ Therapeutisches Songwriting
Modul 3 Stärkung der reflexiven Identität im Kontext sozialer Beziehungen (ab Sitzung 7)	▪ verbesserte Wahrnehmung der eigenen Bedürfnisse ▪ Erfahren von Selbstwirksamkeit und Kontrolle ▪ Erprobung verschiedener Verhaltensweisen und Erfahren ihrer Wirkung auf das Selbst ▪ Erprobung verschiedener sozialer Rollen	▪ Freie Improvisationen ▪ Musikalische Rollenspiele
	Abschluss und Verabschiedung	Therapeutisches Gespräch

3.6 Rahmenbedingungen der Behandlung

3.6.1 Diagnostik und Zuweisung

Die Diagnostik von Jugendlichen wird von Ärzt:innen oder Kinder- und Jugendlichenpsychotherapeut:innen übernommen, die die Jugendlichen zusätzlich zu ihrer Behandlung in die Musiktherapie überweisen. Das Manual ist als sogenannte Add-on-Therapie konzipiert. Das bedeutet, dass die Jugendlichen je nach Schweregrad der Depression und Verfügbarkeit von Kinder- und Jugendlichenpsychotherapeut:innen parallel zur Musiktherapie eine Psychotherapie machen oder als abwartende Maßnahme regelmäßig eine:n Kinderarzt oder -ärztin oder Psychiater:in aufsuchen. Aufgrund der so bereits gestellten Diagnose und der meist begonnenen Behandlung kann auf die im Arztbrief enthaltene Anamnese zurückgegriffen werden. Im Rahmen des Erstgesprächs bedarf es daher in der Regel einer Anamnese, die sich auf biografische, soziale, depressionsspezifische und musikalische Aspekte konzentriert.

3.6.2 Setting und Dosis

Die Musiktherapie wird im Einzelsetting durchgeführt. In der Regel wird über die Dauer von zwölf Wochen eine Sitzung pro Woche mit einer Sitzungsdauer von 50 Minuten durchgeführt. Jedes Modul des Manuals geht über mehrere Sitzungen. Die Länge der einzelnen Module kann von den Therapeut:innen individuell auf Basis der Ressourcen, Fähigkeiten, Herausforderungen und Bedürfnisse des:der Jugendlichen angepasst werden.

3.6.3 Räume und Ausstattung

Zur Grundausstattung des Einzeltherapieraums für Musiktherapie gehören mindestens zwei bequeme Sitzgelegenheiten, eine aufrollbare Bodenmatte, ein Abspielgerät mit Lautsprechern, ein Tablet, WLAN-Zugang und die folgende instrumentale Ausstattung: Gitarre, Klavier, Schlagzeug, Pauke, Vibraphon, Gong, diverse kleinere Perkussions- und Saiteninstrumente.

3.7 Grundlegende Prinzipien der Beziehungsgestaltung

Für den Verlauf der Therapie gilt für alle psychotherapeutischen Verfahren: Eine optimale Gestaltung der therapeutischen Beziehung beeinflusst den Therapieerfolg positiv (Flückiger et al., 2012). Diese Ergebnisse bestätigen sich ebenfalls für die psychotherapeutische Arbeit mit depressiven Jugendlichen (Cirasola et al., 2021; Labouliere et al., 2017). Der Aufbau von Vertrauen steht besonders am Anfang einer Therapie im Mittelpunkt und kann von Seiten des:der Therapeut:in durch entsprechendes Verhalten wie Empathie, Verständnis, Zuverlässigkeit, Verschwiegenheit etc. gefördert werden. Auch ein für die Jugendlichen transparentes, zielorientiertes und dennoch flexibles Vorgehen wirkt hier unterstützend. Darüber hinaus gilt der Einbezug der Interessen und Kompetenzen der Jugendlichen sowie die Übertragung von Verantwortung innerhalb des therapeutischen Prozesses als hilfreich bei der Beziehungsgestaltung (Gibson et al., 2016; Mackowiak, 2007).

Musiktherapeut:innen steht neben der therapeutischen Beziehung auch noch die intermusikalische Beziehung zur Verfügung. Vor allem die musikalische Improvisation bietet Möglichkeiten der niederschwelligen Kontaktaufnahme. Charakteristisch für diese nonverbale Möglichkeit der Beziehungsgestaltung, des Ausdrucks und der Erprobung von Interaktion ist ihre große Flexibilität, die Musiktherapeut:innen bewusst zur Gestaltung der Beziehung einsetzen.

Die grundlegenden Prinzipien der Beziehungsgestaltung dieses Manuals können als zentral sowohl für den gesamten therapeutischen Prozess als auch für die therapeutische Haltung betrachtet werden. Sie basieren auf einem ressourcenorientierten Menschenbild und folgen humanistischen (Musik-)Therapie-Ansätzen (Rogers, 1976; Rolvsjord et al., 2005b; Rolvsjord, 2010). Der:die Musiktherapeut:in sollte

- eine gleichberechtigte und vertrauensvolle therapeutische Beziehung gestalten,
- authentisch sein,
- das therapeutische Vorgehen transparent machen,
- die (musikalische) Identität der Jugendlichen respektieren,
- die Jugendlichen als Expert:innen ihrer selbst wertschätzen,
- den Jugendlichen Akzeptanz, Verständnis und Wertschätzung entgegenbringen,

- am Ziel des gegenwärtigen Prozesses ausgerichtet agieren (verbal und musikalisch),
- positive Erfahrungen anbieten,
- Feedback und Unterstützung anbieten.

3.8 Beschreibung der Ziele und des Ablaufs der Einzelinterventionen

3.8.1 Modul 1: Verbesserung des subjektiven Wohlbefindens

Das erste Modul konzentriert sich – ganz im Sinne des Phasenmodells psychotherapeutischer Veränderung – auf die Etablierung einer vertrauensvollen therapeutischen Beziehung und die Vorstellung des musiktherapeutischen Vorgehens. Die ersten Sitzungen werden ebenfalls darauf verwendet, das Hörverhalten einzuschätzen und die Jugendlichen dafür zu sensibilisieren, welchen Einfluss Musik auf ihren Affekt haben kann. Im Sinne eines Empowerments erfahren die Jugendlichen, dass es in ihrer Macht steht, gezielt affektive Zustände zu beeinflussen. Diese Sitzungen dienen vorbereitend für das nächste Modul, das sich auf die Affektregulation fokussiert. Des Weiteren wird in diesem Modul eine ganzheitliche Entspannungsmethode eingeführt, um die Verbesserung des subjektiven Wohlbefindens zu unterstützen.

Exploration der Erwartungen, Ziele und Wünsche in der Musiktherapie

Da die Etablierung einer gleichberechtigten und vertrauensvollen therapeutischen Beziehung erwünscht ist, wird ein partizipativer Ansatz verfolgt. Therapeut:in und Jugendliche:r teilen die Verantwortung für den therapeutischen Prozess. Beide bringen Kompetenzen und Ressourcen ein, die dem oder der Jugendlichen helfen, die definierten Ziele zu erreichen. Dazu gehört gleich zu Beginn, gegenseitige Erwartungen zu klären, Wünsche zu äußern und gemeinsam Ziele festzulegen. Gleichzeitig sollte transparent gemacht werden, was Musiktherapie ist, wozu sie dienen kann und welche Instrumente und Methoden zur Verfügung stehen.

Exploration der Erwartungen, Ziele und Wünsche

Ziele

- Beziehungsaufbau
- Vorstellung des therapeutischen Vorgehens
- Klärung von Erwartungen, Wünschen und Zielen der Jugendlichen

Ablauf

Da die ausführliche Anamnese schon durch Ärzt:innen oder Kinder- und Jugendlichenpsychotherapeut:innen durchgeführt und durch eine kurze Anamnese im Erstgespräch ergänzt wurde, kann in der ersten Sitzung direkt damit begonnen werden, die Erwartungen, Ziele und Wünsche des Patienten oder der Patientin verbal zu eruieren und schriftlich festzuhalten. Anschließend wird das musiktherapeutische Behandlungsmanual vorgestellt, um das therapeutische Vorgehen transparent darzustellen und aufzuzeigen, in welcher Phase des Manuals, Ziele und Wünsche adressiert werden können.

Exploration des Instrumentariums

Ziele

- Beziehungsaufbau
- Kennenlernen des musiktherapeutischen Instrumentariums und der musikalischen Improvisation

Ablauf

Die Exploration des Instrumentariums bildet die Basis für gemeinsames Musizieren. Therapeut:in und Patient:in besprechen und probieren im Musiktherapieraum verschiedene Instrumente hinsichtlich ihrer Eigenart der Klangerzeugung aus. Dabei sollte u.a. auf die Instrumentenwahl, Offenheit, Flexibilität und die Impulse des Patienten oder der Patientin geachtet werden. Spielimpulse sollen aufgegriffen und unterstützt werden. Im Fokus steht sowohl das beidseitige Kennenlernen als auch das Kennenlernen des Instrumentariums. Am Ende sollte eine erste kleine gemeinsame Improvisation gestaltet werden. Dies gibt dem Therapeuten oder der Therapeutin die Möglichkeit, den musikalisch-affektiven Ausdruck und die musikalische Flexibilität des:der Jugendlichen einzuschätzen. Sie sollen die Möglichkeit erhalten, (meist) erste Erfahrungen mit musikalischer Improvisation zu sammeln und Resonanz durch die Instrumente und durch gemeinsame Klänge, Rhythmen und Melodien zu erfahren.

Variation
Je nach Alter und Bedürfnis der Jugendlichen kann diese Intervention auch spielerischer und/oder strukturierter durchgeführt werden.

Tipps
Manchmal sind Jugendliche zu Beginn schüchtern oder in Abwehr und benötigen Zuspruch, um sich auf die Intervention einzulassen. Einführende Fragen wie beispielsweise „Welche Instrumente hier im Musiktherapieraum sind dir neu?“ oder „Was glaubst du, welches der Instrumente wohl das lauteste ist?“ etc. können ihnen helfen, in den Prozess zu kommen.

Einfache/Achtsamkeitsbasierte Klangintervention

Die Behandlung von Erwachsenen mit Depressionen mit achtsamkeitsbasierten Interventionen hat sich als unterstützend erwiesen (Wang et al., 2018). Besonders Symptome wie Grübeln oder Konzentrationsschwierigkeiten können mittels der Lenkung der Aufmerksamkeit von internalen Vorgängen zu externalen Stimuli adressiert werden. Eine für die Musiktherapie typische Intervention ist die sogenannte einfache Klangintervention mit dem Ziel der Wahrnehmungsintensivierung. Bei dieser spielt der Therapeut oder die Therapeutin einen Klang (z. B. Glockenton, Bassklangstab) und fordert den Patienten oder die Patientin auf, diesem nachzulauschen und aufmerksam alle körperlichen, affektbezogenen und imaginativen Prozesse wahrzunehmen (von Moreau et al., 2013). Wenn Achtsamkeit verstanden wird als Aufmerksamkeit, die auf den gegenwärtigen Moment gerichtet ist, bei der die körperlichen, affektbezogenen und geistigen Wahrnehmungen mit Neugier, Offenheit und Akzeptanz beobachtet werden sollen (Bishop et al., 2004), kann die einfache Klangintervention als achtsamkeitsbasierte Intervention verstanden werden.

Musik wird mit einer stressreduzierenden Wirkung assoziiert, die sich sowohl auf psychologischer als auch physiologischer Ebene zeigt (Pelletier, 2004). Die Untersuchung der Effekte kombinierter musiktherapeutischer und achtsamkeitsbasierter Techniken war bisher nur Gegenstand kleinerer Pilotstudien und theoretischer Arbeiten. Erste Ergebnisse zeigen, dass die Kombination beider Techniken, Entspannung, Aufmerksamkeitssteuerung und Affektregulation stärker fördert als einfaches Musikhören (Baylan et al., 2019). Auch Eckhardt und Dinsmore (2012) schlagen eine Kombination beider Techniken vor. Sie sehen vor allem Potenzial in der Behandlung von Patient:innen mit depressiver Symptomatik mit der Erwartung, dass sich das Erkennen, Identifizieren, Diskutieren und die Regulation von Affekten verbessern. Graham (2010) argumentiert, dass durch achtsamkeitsbasierte Klang- oder Musikinterventionen die Lenkung der Aufmerksamkeit von internalen Vorgängen wie Affekten und Gedanken zu externen Stimuli geübt werden kann. Seiner Ansicht nach kann dies zu einer Reduktion von Grübeln führen.

Einfache / Achtsamkeitsbasierte Klangintervention

Ziele

- Entspannung
- Verbesserung des subjektiven Wohlbefindens

Ablauf

Der:die Therapeut:in führt mit einer einfachen Klangintervention in das Thema ein. Anschließend leitet sie den Patienten oder die Patientin verbal an: Zunächst soll eine bequeme Haltung eingenommen werden, darauf folgt ein kurzer Bodyscan, um schließlich die Aufmerksamkeit auf das Hören zu lenken. Daraufhin wird ein einzelner Klang angespielt und dazu aufgefordert, sich auf die Wahrnehmung dieses Klanges zu konzentrieren und dabei alle aufkommenden körperlichen, affektiven und kognitiven Prozesse bewusst zu beobachten. Die Klänge sollen dabei nicht bewertet oder eingeordnet, sondern ausschließlich über das Sinnesorgan Ohr wahrgenommen werden. Im Anschluss werden diese Beobachtungen gemeinsam reflektiert und vom Therapeuten oder der Therapeutin gespiegelt.
Darauf aufbauend wird der Ansatz zu einer längeren Intervention erweitert. Der:die Therapeut:in spielt live Musik, deren musikalische Parameter mit einer entspannungsfördernden Wirkung assoziiert sind: ein langsames, gleichmäßiges Tempo mit einem konstanten Rhythmus, der kaum Wechsel aufweist. Melodie und Harmonie bleiben tonal und harmonisch, wirken vorhersehbar und wiederholen sich. Dynamische Veränderungen sind selten und werden behutsam eingeführt (McFerran & Grocke, 2022). Es wird kein Bezug auf vorhandenes Tonmaterial genommen.
Diese Intervention kann im weiteren Therapieverlauf immer wieder eingesetzt werden. Es empfiehlt sich häufig, die Stunde mit dieser Intervention zu beginnen und dem:der Jugendlichen damit die Möglichkeit zu geben, in

der Therapie anzukommen, sich auf den therapeutischen Prozess einzulassen und die Bereitschaft zu entwickeln, sich zu reflektieren. Auch am Ende einer intensiven Sitzung kann sie eingesetzt werden, um den:die Jugendliche:n in seiner:ihrer Affektregulation zu unterstützen.

Affektfokussiertes Wunschkonzert

Es gibt viele gute Gründe, die Lieblingsmusik der Jugendlichen innerhalb der Musiktherapie anzuhören und darüber zu sprechen. Erstens ist sie ein Türöffner, um mit Jugendlichen ins Gespräch zu kommen, und unterstützt so die Etablierung und Stärkung der therapeutischen Beziehung. Zweitens steigert es die Compliance der Jugendlichen, wenn ihre Interessen mit in die Therapie einbezogen werden. Und drittens eröffnet das Gespräch über die Lieblingsmusik die Möglichkeit für die Jugendlichen, sich mit ihren Gefühlen und Stimmungen zu beschäftigen und sie auszudrücken. Ein durch das Lieblingslied angestoßenes therapeutisches Gespräch bietet die Möglichkeit, das alltägliche Hörverhalten bewusst zu machen und zu reflektieren. Fragen zum Nutzungsverhalten und darunterliegenden Copingstrategien ermöglichen die Wissensvermittlung zur alltäglichen Anwendung von Musik im Sinne einer Erweiterung der Psychoedukation.

Jugendliche sind meist sehr kompetent in der Nutzung von Musik zur Affektregulation, oft geschieht dies jedoch eher unbewusst, unabsichtlich und manchmal sogar in destruktiver Art und Weise (McFerran & Saarikallio, 2014). Ein Ziel dieser Intervention ist daher die „Musikpsychoedukation". Das bedeutet in diesem Zusammenhang die Vermittlung von wissenschaftlich fundiertem Wissen über den Einfluss von Musik auf den Affekt und den Abgleich mit den eigenen Erfahrungen der Jugendlichen. Der Schwerpunkt der Intervention liegt hier demnach nicht zwingend auf der Analyse des Songtexts oder dem Herausarbeiten der biografischen Bedeutsamkeit des Stücks – wie es typisch wäre für das musikalische Wunschkonzert bzw. die musikalische Biografiearbeit (von Moreau et al., 2013). Stattdessen liegt der Fokus auf den aufkommenden oder sich verändernden Affekten in einer bestimmten Situation oder in einem bestimmten Gemütszustand, während und nach dem Musikhören und der Identifizierung der zugrunde liegenden Coping-Strategie. Unterstützend können hier die Fragen der Healthy-Unhealthy Uses of Music Scale (HUMS) (Riedl & Stegemann, 2018; Saarikallio et al., 2015) in den therapeutischen Prozess integriert werden. Mit dieser Technik wurden in einer australischen Studie im stationären kinder- und jugendpsychiatrischen Setting positive Erfahrungen mit depressiven Jugendlichen gesammelt (Hense et al., 2018).

Affektfokussiertes Wunschkonzert

Ziele

- Beziehungsaufbau
- Musikpsychoedukation (verbessertes Verständnis der Wirkung von Musik auf das Selbst)
- Ressourcenaktivierung

Ablauf

Zu Beginn wird geklärt, wie das musikalische Nutzungsverhalten des oder der Jugendlichen aussieht. Zunächst sollen situative Aspekte des Musikhörens erörtert werden:

- Wo hörst du Musik?
- Wann und wie lange hörst du Musik?
- Welchen Aktivitäten gehst du während des Musikhörens nach?
- Hörst du allein Musik oder zusammen mit anderen?
- Welche technische Ausstattung nutzt du zum Musikhören?

Anschließend werden die individuellen affektiven Aspekte des Musikhörens betrachtet:

- Welche Musik hörst du, wenn du wütend, traurig, fröhlich etc. bist?
- Ändert sich durch das Anhören der Musik etwas bei dir?

Gemeinsam werden die von dem oder der Jugendlichen genannten Stücke angehört. Sie sollen dabei darauf achten, was sie vorher, währenddessen und nach dem Hören affektiv sowie körperlich erleben und ob Bilder, Erinnerungen und Gedanken aufkommen.
Das erste Zwischenziel ist erreicht, wenn ihnen bewusst wird, dass sie das Musikhören meist schon nutzen, um sich zu regulieren, und sie damit selbst aktiv Einfluss nehmen können auf Stimmungen, Gedanken etc.
In einem zweiten Schritt wird erörtert, welche Gründe es für die Auswahl der Musik und deren Wirkung geben könnte. Ziel ist es, zu klären, welche Regulationsstrategien dem Musikhören zugrunde liegen (z.B. Grübeln, Rückzug, Zerstreuung, Stimmung anheben etc.).

- Welche Ziele verfolgst du beim Musikhören?
- Welche Funktionen erfüllt das Musikhören?

Ziel ist es hier, dass die Jugendlichen eigene adaptive und maladaptive Regulationsstrategien erkennen, die sie während des Musikhörens einsetzen. Dies könnte beispielsweise die Erkenntnis sein, dass Musikhören bei niedergedrückter Stimmung zu Grübeln oder Einsamkeitsgefühlen führt oder aber auch, dass Musikhören bei niedergedrückter Stimmung ablenkt oder die Stimmung hebt.

Variation

Alternativ zu den unter *Ablauf* gelisteten Fragen, können auch die Items der Healthy-Unhealthy Uses of Music Scale (HUMS) (Riedl & Stegemann, 2018) durchgegangen werden. Die gemeinsame Besprechung des Fragebogens innerhalb der Therapie kann den Dialog über das Musiknutzungsverhalten ebenfalls unterstützen.

Zur Vertiefung des aktivierten Wissens kann der:die Jugendliche bis zur nächsten Woche darauf achten (und in einem Musiktagebuch dokumentieren), welches Musiknutzungsverhalten er:sie bei sich entdeckt und welche Ziele und Funktionen das Musikhören für ihn:sie hat.

Tipps

Es sollte ein Tablet zur Verfügung stehen, auf dem die Apps der gängigen Streamingdienste installiert sind. Die Verbindung zum Internet sollte gewährleistet sein.

3.8.2 Modul 2: Verbesserung der Affektregulation

Das zweite Modul beinhaltet den Schwerpunkt des Manuals. In der Phase der Remediation liegt der Fokus auf der Störung der Affektregulation bei depressiv erkrankten Jugendlichen (Campbell-Sills & Barlow, 2009; Hofmann et al., 2012). Ziel ist es, mittels musikalischer Aktivitäten die Nutzung adaptiver Strategien zu fördern und maladaptiver Strategien zu reduzieren (Hense et al., 2018; Thomson et al., 2014). Verschiedene Interventionen unterstützen diesen Prozess.

In themenzentrierten Improvisationen sollen Gefühle wahrgenommen, erkannt und ausgedrückt werden. Die Jugendlichen sollen über die Musik ins affektive Erleben kommen. Beim Erstellen einer Playlist soll ein Verständnis für Affekte und ihren Einfluss auf sich selbst entwickelt werden. Gleichzeitig soll den Jugendlichen damit ein Tool zum Umgang mit starken Gefühlen im Alltag an die Hand gegeben werden. Beim Singen von für die Jugendlichen bedeutsamen Liedern können der affektive Ausdruck und die Affektregulation erprobt werden. Alternativ kann hier auch auf das Songwriting zurückgegriffen werden, welches noch eine intensivere Beschäftigung mit affektiv aufgeladenen Themen ermöglicht.

Themenzentrierte Improvisationen zu Stimmungen, Emotionen und emotionalen Erlebnissen

Über das spontane Musikmachen mit Teenagern können Ziele wie das Erkennen und Verstehen von Gefühlen, das Erleben von Selbstwirksamkeit, Akzeptanz und die Förderung der Identitätsbildung direkt und unmittelbar bearbeitet werden (McFerran, 2010).

Improvisationen bieten dem:der Jugendlichen die Möglichkeit, etwas selbst zu gestalten und in der Musik immer wieder neu zu entscheiden, was ausgedrückt und kommuniziert werden soll, während Musiktherapeut:innen wiederum darauf musikalisch reagieren. Sie schätzen diese Erfahrung von Geben und Nehmen besonders bei depressiven Erwachsenen (Erkkilä et al., 2012), aber auch bei trauernden Jugendlichen (McFerran & Wigram, 2005) als hilfreich ein.

Die Improvisation in der Musiktherapie ist eine sehr vielfältige Intervention, die zahlreiche Variationen zulässt. So können sich Musiktherapeut:innen abhängig vom Selbstvertrauen und den Fähigkeiten der Jugendlichen stets anpassen – können mehr oder weniger Struktur oder Unterstützung anbieten. Bei der methodischen Umsetzung stehen verschiedene Improvisationstechniken zur Verfügung. Es kommen stützende musiktherapeutische Techniken (ein Fundament geben, Begleiten, Anpassen, Imitieren oder ein musikalischer Dialog) sowie empathische Techniken (Teilen, Haltgeben, Zusammenhalten, Reflektieren oder Spiegeln) zur Anwendung (Wigram, 2004). Die Intervention ist flexibel und anpassungsfähig, sodass die Improvisation auch für unsichere Patient:innen einen sicheren Raum für den affektiven Ausdruck bieten kann. In diesem geschützten Rahmen gibt die symbolische Funktion von Musik den depressiven Jugendlichen die Möglichkeit, auch schwer kommunizierbare Emotionen und Stimmungen nonverbal auszudrücken (Punkanen et al., 2011).

An dieser Stelle des Manuals wird zunächst die themenzentrierte Improvisation von Stimmungen, Emotionen und emotionalen Erlebnissen vorgeschlagen. Im späteren Verlauf wird den Jugendlichen auch noch die freie Improvisation vorgestellt, die einen etwas anderen Fokus hat und in Modul 3 ausführlicher beschrieben wird.

Themenzentrierte Improvisationen zu Stimmungen/Emotionen/emotionalen Erlebnissen

Ziele

- verbesserter Affektausdruck
- Erleben von Emotionen
- verbesserte Affektwahrnehmung
- verbessertes Verständnis von Affekt und der Wirkung auf sich selbst

Ablauf

Um die Auseinandersetzung mit Gefühlen wie Angst, Traurigkeit, Freude und Wut oder Stimmungen wie Melancholie oder Optimismus zu fördern, wird themenzentriert improvisiert. Im therapeutischen Gespräch über ein Gefühl oder eine Stimmung wird von der:dem Jugendlichen ausgelotet, welche Musikinstrumente diesen Zustand gut widerspiegeln könnten und eventuell auch wie sie gespielt werden sollten. Der:die Jugendliche wird in der Musik durch stützende und empathische Techniken unterstützt (von Moreau et al. 2013). Den Jugendlichen bietet sich so die Möglichkeit, ins Erleben bestimmter affektiver Zustände zu kommen, Gefühle auf nonverbaler Ebene auszudrücken und durch die Komplexität von Musik verschiedene Charakteristika hörbar zu machen. Im anschließenden Gespräch werden die Gefühle weiter exploriert, reflektiert und weiterentwickelt (von Moreau et al., 2013). Themenzentrierte Improvisationen emotionaler Ereignisse können dabei unterstützen, die eigenen Gefühle und damit in Zusammenhang stehende Verhaltensweisen besser zu verstehen.

Variation

Es kann in dieser Intervention auch Bezug zu der aktuellen Stimmung des Patienten oder der Patientin genommen und diese zusammen vertont werden. Diese Intervention eignet sich gut als Einstiegsangebot ins aktive Musizieren für künftige Therapieeinheiten.
Im Rahmen der verbalen Reflektion der themenzentrierten Improvisation emotionaler Ereignisse kommen häufig Situationen aus dem Alltag zur Sprache. Im Verlauf des therapeutischen Prozesses (ab Modul 3) kann dieses therapeutische Material aufgegriffen und in einem musikalischen Rollenspiel weiter bearbeitet werden.

Erstellung von Playlists

Hören von als angenehm empfundener Musik kann zu einer verbesserten Affektregulation führen. Als unangenehm empfundene Musik hingegen kann im Zusammenhang mit der Affektregulation eine unerwünschte Aktivierung der Amygdala und damit unangenehme emotionale Reaktionen auslösen (Moore, 2013). Auf der Basis dieser Erkenntnisse wird in der Arbeit mit Playlists in der Musiktherapie der Einsatz von Musik empfohlen, die die Jugendlichen auch in ihrer Freizeit hören.

Jugendliche berichten, dass sie häufig stimmungskongruente Musik hören, um ganz in die aktuelle Stimmung eintauchen zu können (Saarikallio & Erkkilä, 2007). Bei depressiven Jugendlichen ist das häufig Musik, die eher einer gedrückten Stimmung zuzuordnen ist. Beim Hören von trauriger Musik bei eigener negativer Stimmung kann Musik als „Freund“ wahrgenommen werden, der einen akzeptiert, unterstützt und einfühlsam ist (Van den Tol & Edwards, 2013). Es besteht jedoch auch das Risiko, dass Jugendliche in einer gedrückten Stimmung verharren und damit Symptome wie Grübeln und Antriebslosigkeit gefördert werden (Garrido & Schubert, 2013; Miranda & Claes, 2009). Daraus resultiert ein musiktherapeutisches Vorgehen, welches zunächst versucht, die Jugendlichen musikalisch dort abzuholen, wo sie sich mit ihrer Stimmung gerade befinden und sie dann schrittweise dabei unterstützt, sie mittels passender Musik in gewünschte affektive Zustände zu begleiten. Dieser Ansatz bezieht sich auf das Iso-Prinzip (Altschuler, 2001). Bei der Wahl der passenden Musik für die Playlist wird das theoretische Modell der musikgestützten Affektregulation im Jugendalter zugrunde gelegt (Baltazar & Saarikallio, 2017).

Erstellung von Playlists

Ziele

- Entwicklung konkreter adaptiver Copingstrategien zum Umgang mit starken affektiven Zuständen
- Veränderung von Affekten

Ablauf

Begonnen wird mit einem Austausch darüber, welche Symptome / Zustände die:den Jugendliche:n in seinem Alltag am meisten belasten (z. B. Schlaflosigkeit, gedrückte Stimmung, Gereiztheit etc.). Ziel ist es, eine Playlist auf der Basis der von der:dem Jugendlichen favorisierten Musik zu entwickeln, die diese Symptome positiv beeinflusst. Unter Bezugnahme zu den Erfahrungen des:der Jugendlichen mit dem affektfokussierten Wunschkonzert wird gemeinsam im Repertoire des:der Jugendlichen nach einem Song gesucht, der diesen Zustand am besten reflektiert und den sich der:die Jugendliche vorstellen kann zu hören, wenn er:sie in diesem bestimmten Zustand ist. Anschließend wird geklärt, in welchem Zustand die Jugendlichen eigentlich gerne sein möchten und welches Lied diesen Zustand wiederum adäquat widerspiegelt. Den Jugendlichen wird das Iso-Prinzip (Altschuler, 2001) als Technik zum Stimmungsmanagement vorgestellt. Der:die Musiktherapeut:in übernimmt die Rolle eines Coaches und respektiert die Jugendlichen als Expert:innen für ihr Musik- und Stimmungsmanagement. Bei der Gestaltung der Playlist behält der:die Musiktherapeut:in die musikalischen und lyrischen Komponenten der Playlist im Auge, leitend sind jedoch vor allem aufkommende Erinnerungen und Gefühle des:der Jugendlichen zu den einzelnen Songs. Stück für Stück wird so die Lücke zwischen dem ersten und dem letzten Song gefüllt. Es wird empfohlen, für die Entwicklung der therapeutischen Playlist einen Musik-Streaming-Service zu nutzen, da dadurch sowohl die Jugendlichen als auch die Musiktherapeut:innen Zugang zur Playlist erhalten können. Dabei sollte sich an dem Streamingdienst orientiert werden, den die Jugendlichen üblicherweise im Alltag zum Musikhören nutzen.

Tipps

Die Playlist sollte flexibel sein. In jeder der darauffolgenden Sitzungen kann ein kurzer Austausch über die Playlist stattfinden. Es sollte stets sichergestellt werden, dass sie für die:den Jugendliche:n ihren Zweck erfüllt und ggf. sollte die:der Jugendliche dabei unterstützt werden, die Playlist entsprechend anzupassen. So wird sichergestellt, dass das Thema des gesundheitsförderlichen Einsatzes des Musikhörens bei den Jugendlichen gefestigt wird.

! Diese Intervention wird nur bei Patient:innen empfohlen, die schon einen eigenen Musikgeschmack ausgebildet haben und die Reife besitzen, ihren Musikgebrauch zu reflektieren.

Therapeutisches Singen/Rappen

Der Einsatz der bevorzugten Musik Jugendlicher kann neben dem oben erwähnten rezeptiven Einsatz auch das aktive Singen oder Rappen bedeuten. Zusätzlich zu der stressreduzierenden Wirkung von Singen und der Steigerung des Zusammengehörigkeitsgefühls bietet Singen die Möglichkeit, sich auszudrücken (Kang et al., 2018). In einer Beobachtungsstudie aus den Niederlanden zeigte sich, dass Musiktherapeut:innen den therapeutischen Einsatz der Stimme mit den Zielen der Verbesserung des Ausdrucks, der Regulation affektiver Zustände und der Steigerung des Selbstwerts nutzen (Uhlig et al., 2017). Die Stimme ist das ureigene Instrument des Menschen, mit dem er im Alltag oftmals über seufzen, ächzen, lachen etc. sein affektives Befinden ausdrückt. Der therapeutische Einsatz der Stimme in der Arbeit mit Emotionen und Stimmungen ist also naheliegend und für die Jugendlichen gut nachvollziehbar. Durch die Verankerung von Songs in der jugendlichen Lebenswelt und die simple Struktur von Songs bieten musiktherapeutische Interventionen, die Songs integrieren großes Potenzial. Es eignet sich hier sowohl das therapeutische Singen und Rappen von existierenden Songs als auch das therapeutische Songwriting, weswegen im Folgenden beide Ansätze dargestellt werden. Im Gegensatz zum therapeutischen Singen bietet das therapeutische Songwriting die tiefgreifendere musikalische und verbale Möglichkeit zur Reflektion affektiv aufgeladener Themen und Bewältigungsprozesse (von Moreau et al., 2013).

Therapeutisches Singen/Rappen

Ziele

- verbesserter Affektausdruck
- Erleben von Emotionen
- verbessertes Verständnis von Affekt und seinem Effekt auf sich selbst
- Steigerung des Selbstwerts

Ablauf

Im Folgenden wird in Kurzform eine Methode des therapeutischen Rappens von Hakvoort (2015) beschrieben, die hier jedoch auch für das Singen adaptiert wird. Der:die Jugendliche wählt mit Unterstützung des Musiktherapeuten oder der Musiktherapeutin einen Song aus, den sie sich anschließend nach und nach erarbeiten. Dabei sollten die Jugendlichen angeleitet werden, einen Song auszusuchen, der für sie eine emotionale Bedeutung hat.

Zunächst wird sich auf die eher technischen Aspekte des Singens/Rappens konzentriert wie Intonation, Artikulation und Atmung. Der:die Musiktherapeut:in begleitet die Jugendlichen am Klavier oder auf der Gitarre. Abhängig vom Song und den musikalischen Fähigkeiten der Jugendlichen können programmierte Rhythmen (z.B. von einem Keyboard oder einer Computer- oder Tablet-App) hinzugenommen werden oder die Jugendlichen begleiten sich selbst und der:die Musiktherapeut:in kann ans Schlagzeug wechseln. In der zweiten Phase geht es um den Ausdruck von Gefühlen beim Singen/Rappen unter Beachtung der Körperhaltung und musikalischer Parameter wie Tempo oder Dynamik. Die musikalische Auseinandersetzung mit der Bedeutung des Songs wird durch eine verbale Aufarbeitung ergänzt.

Variation
Hakvoort (2015) baut ihre Technik nach und nach auf und lässt sie ins therapeutische Songwriting übergehen. Im Rahmen dieses Manuals werden die beiden Techniken getrennt und alternativ angeboten.

Tipps
Vor dem Einstieg in die Arbeit mit den Songs sollten Atem- und Stimmübungen zum Aufwärmen der Stimme vorangestellt werden. Patient:innen, die sich im eigenen Stimmausdruck noch nicht sicher fühlen, können so auch langsam an den Einsatz der Stimme sowie das Singen und Rappen herangeführt werden.

Therapeutisches Songwriting

Das therapeutische Songwriting bietet die Möglichkeit, sowohl verbal als auch musikalisch, emotionale Themen tiefgehender zu reflektieren. Es gibt eine ganze Reihe von ausgearbeiteten Ansätzen zum therapeutischen Songwriting (Baker & Wigram, 2005; Derrington, 2005; Hakvoort, 2015). An dieser Stelle wird sich auf den Ansatz von Derrington (2005) bezogen, da er sich speziell auf die Arbeit mit Jugendlichen bezieht. Abhängig von den Fähigkeiten und Fertigkeiten der Jugendlichen und den zeitlichen Ressourcen, können Songwriting-Ansätze mit einer festeren Struktur (z.B. Lückenfüller, Songparodie, strategisches Songwriting), mit einer lockeren Struktur (z.B. Mash-up, Pastiche, eigener Rap über existierende Musik) oder ohne feste Struktur (z.B. improvisiertes Songwriting, frei komponierte Songs, Songcollagen) gewählt werden.

Therapeutisches Songwriting

Ziele
- verbesserter Affektausdruck
- Erleben von Emotionen
- verbessertes Verständnis von Affekt und seinem Effekt auf sich selbst
- Steigerung des Selbstwerts

Ablauf
Im ersten Schritt besprechen Musiktherapeut:in und Jugendliche mögliche Themen und Ideen. Es gibt unterschiedliche Ansätze zum Schreiben von Songtexten. Entweder man nutzt vorhandene Songtexte, textet gemeinsam im Gespräch oder die Jugendlichen bringen eigene Texte mit, die im Rahmen der Schulaufgaben oder zu Hause entstanden sind. Genauso flexibel kann es mit der Melodie und Harmonik gehalten werden. Das gesamte Spektrum zwischen Songparodie und einer freien Originalkomposition kann hier ausgeschöpft werden. Für gewöhnlich ergänzt der:die Musiktherapeut:in die Begleitung, orientiert sich jedoch an den Vorschlägen des:der Jugendlichen. Eine gute Übersicht über Songwriting-Ansätze in der Musiktherapie bietet Baker (2015).

Tipp
Zum Schluss kann der Song/Rap aufgenommen werden. Etwas erschaffen zu haben, ein Objekt, das sie mit nach Hause nehmen können, kann die Jugendlichen stolz machen und ihren Selbstwert steigern.

3.8.3 Modul 3: Stärkung der reflexiven Identität im Kontext sozialer Beziehungen

Im dritten Modul geht es um die Stärkung der reflexiven Identität im Kontext sozialer Beziehungen und langbestehende maladaptive Muster innerhalb zwischenmenschlicher Beziehungen. Depressionen treten im Kontext zwischenmenschlicher Beziehungen auf. Zwischenmenschliche Spannungen können der Auslöser, die Konsequenz oder der aufrechterhaltende Faktor von Depressionen sein. Unabhängig davon, ob das oder etwas anderes bei den Jugendlichen zutrifft, sollte dies während des gesamten Behandlungsprozesses nicht aus dem Blick verloren werden. In musikalischen Rollenspielen können verschiedene

Verhaltensweisen und Rollen erprobt werden, während freie Improvisationen die Möglichkeit bieten, eigene Bedürfnisse wahrzunehmen und auszudrücken und Selbstwirksamkeit und Kontrolle zu erfahren. Dabei werden auch Symptome wie ein niedriger Selbstwert, mangelndes Selbstvertrauen, Schuldgefühle und sozialer Rückzug adressiert.

Freie Improvisation

Im Abschnitt zu themenzentrierten Improvisationen zu Stimmungen, Emotionen und emotionalen Erlebnissen finden sich einführende Worte zum Thema Improvisation in der Musiktherapie mit depressiven Jugendlichen. Es folgen hier noch ein paar ergänzende Anmerkungen zur freien Improvisation. Erkkilä et al. (2019) vertreten die Hypothese, dass bei depressiven Menschen in freien Improvisationen häufig mit der Krankheit in Beziehung stehende negative Inhalte in einer Weise hervorgerufen werden, die für Patient:innen erträglich erscheint. Die Möglichkeit, emotionale Erfahrungen, Bilder oder Erinnerungen nonverbal auf symbolischer Ebene zu kommunizieren, scheint weniger konfrontativ zu sein als die direkte verbale Äußerung. Improvisationen bieten somit einen Raum diese negativ besetzten Themen auszudrücken, zu akzeptieren und zu verändern (Kap. 4.7).

Freie Improvisation

Ziele

- Erprobung verschiedener Verhaltensweisen und Erfahren ihrer Wirkung auf das Selbst
- Wahrnehmung eigener Bedürfnisse und Gefühle
- Erfahren von Selbstwirksamkeit und Kontrolle

Ablauf

Die Intervention kombiniert eine gemeinsame freie Improvisation mit der anschließenden Besprechung der aufgekommenen Erfahrungen. Improvisationen können Gefühle, Bilder, Erinnerungen oder Assoziationen aufkommen lassen, die dann auf verbaler Ebene weiter exploriert werden können (Erkkilä, 2004). Der:die Jugendliche soll ermutigt werden, frei und ohne die Vorgabe von Themen, mit dem:der Therapeut:in gemeinsam zu improvisieren. Bei großer Unsicherheit können Start- und Endsignale vereinbart werden. Der:die Therapeut:in nimmt eine stützende und ermutigende Funktion ein, wobei Spielimpulse des:der Jugendlichen aufgegriffen, verstärkt und weiterentwickelt werden. Dabei werden zunächst strukturierende und empathische Techniken eingesetzt. Wenn die Jugendlichen nach und nach vertrauter mit dieser Musizierpraxis werden, können auch konfrontierende Techniken eingesetzt werden. Durch die allmähliche Veränderung von musikalischen Parametern durch den:die Therapeut:in kann der:die Jugendliche zu Kreativität und Eigeninitiative angeregt werden (von Moreau et al., 2013).

Musikalisches Rollenspiel

Rollenspiele sind in den meisten Kinder- und Jugendpsychotherapeutischen Verfahren eine bewährte Methode, um die sozial-emotionalen Kompetenzen zu fördern. Auch in der Musiktherapie gehört das Rollenspiel zum Interventionsrepertoire.

Das musikalische Rollenspiel bietet freie und strukturierte Formen. In der freien Form werden Konflikte zunächst musikalisch dargestellt, um im Nachgespräch zu evaluieren, welche Gefühle und Verhaltensmuster vorherrschend waren. Im strukturierten Rollenspiel können Rollen oder deren Verhaltensmuster variiert werden, um Lösungsansätze für bestimmte Probleme musikalisch-spielerisch zu erproben (von Moreau et al., 2013). In der Arbeit mit Jugendlichen werden teils vorbereitende Maßnahmen wie das Schreiben eines Drehbuchs mit Filmmusik beschrieben, um den Einstieg in die Spielebene zu erleichtern (Lutz Hochreutener, 2009).

Der Musik können dabei unterschiedliche Funktionen zukommen: Sie bietet eine Ausdrucks- und Interaktionsmöglichkeit, wenn Worte oder Gesten an ihre Grenzen stoßen oder im Moment nicht verfügbar sind. So können Instrumentenwahl und Spielweise Symbol sein und bieten die Möglichkeit, zum Spiel gehörende Emotionen und Ambivalenzen hörbar und erlebbar zu machen. Sie kann an dieser Stelle gezielt zur Intensivierung der Erlebnisse oder Verstärkung der szenischen Intention genutzt werden (Lutz Hochreutener, 2009).

Musikalisches Rollenspiel

Ziele
- Erprobung verschiedener sozialer Rollen
- Erprobung verschiedener Verhaltensweisen und Erfahren ihrer Wirkung auf das Selbst

Ablauf
Das musikalische Rollenspiel bietet die Möglichkeit, Konflikte, die im therapeutischen Gespräch thematisiert werden, selbst darzustellen und zu bearbeiten. Der:die Patient:in beschreibt hier zunächst eine Situation, bei der er:sie Schwierigkeiten hatte, hat oder erwartet sowie die beteiligten Personen. Anschließend wird besprochen, welches Instrument und welche Spielweise stellvertretend für die jeweiligen Personen bzw. Rollen eingesetzt werden sollen. Die Interaktionen werden anschließend im musikalischen Dialog umgesetzt. Im Nachgespräch wird reflektiert, welche Gedanken, Gefühle und Handlungsweisen gehört und erlebt wurden, um Verständnis für die Wirkung des eigenen Handelns zu entwickeln.
Das Rollenspiel kann anschließend in strukturierter Form fortgesetzt werden. Neue Verhaltensweisen können hier erprobt werden, indem der eigenen Rolle neue Instrumente oder Spielweisen gezielt zugeordnet oder musikalisch improvisierend exploriert werden. Andere Perspektiven können erlebt werden, indem die Rollen der anderen beteiligten Personen eingenommen werden. Nach jedem Spiel wird das Erlebte im therapeutischen Gespräch erörtert.

Abschluss der Musiktherapie

Nach dem Aufbau der therapeutischen Beziehung zu Beginn einer Musiktherapie steht am Ende wieder die Auflösung der therapeutischen Beziehung. Des Weiteren stehen in der Schlussphase die Stabilisierung des Erreichten, die Sicherung des Transfers sowie die Rückfallprophylaxe im Fokus (Kanfer et al., 2012). Die Abschlussphase von Therapien wird meist eingeleitet, wenn noch etwa 10–20% der Gesamtdauer übrig sind (Wittorf, 1999).

Abschluss der Musiktherapie

Ziele
- Stabilisierung erreichter Erfolge
- Rückfallprophylaxe
- Auflösung der therapeutischen Beziehung

Ablauf
Das Einleiten der Abschlussphase empfiehlt sich in der 10. Sitzung. Zu diesem Zeitpunkt kann geklärt werden, welche spezifischen Themen in den letzten drei Stunden noch in den Fokus genommen werden sollen. Es sollte auch noch einmal zur Sprache kommen, wie das Erreichte in den Alltag integriert werden kann. In der letzten Stunde bietet sich eine Rückschau auf die letzten zwölf Wochen an. Auch der Abschied und das Ende der therapeutischen Beziehung sollten mit der:dem Jugendlichen transparent besprochen werden. Die folgenden Fragen können bei der Strukturierung dieses Gesprächs hilfreich sein:
- In Bezug auf deine Erwartungen, Ziele und Wünsche zu Beginn der Musiktherapie, was hat sich verändert?
- Was hat zu dieser Veränderung beigetragen?
- Was möchtest du in Zukunft beibehalten?
- Was möchtest du künftig noch ändern? Was könnte dabei hilfreich sein?
- Welche Gefühle verbindest du mit dem bevorstehenden Abschied aus der Musiktherapie und von mir?

Zum Abschied in der letzten Stunde kann den Jugendlichen die im Rahmen des therapeutischen Singens oder Songwritings entstandene Aufnahme mitgegeben werden.

3.9 Fallvignette

Anna ist 15 Jahre alt und lebt mit ihrem Bruder bei ihren Eltern. Sie beschreibt sich als eher zurückgezogen, hat zwar Freundinnen, verbringt ihre Freizeit aber lieber zu Hause mit Malen, Backen oder Musik. Vor etwa zwei Jahren wurde bei ihr eine Dysthymie diagnostiziert. Ihre chronische Colitis ulcerosa belastet sie zusätzlich körperlich und psychisch. Nach einer längeren Phase, in der sie nicht zur Schule gehen konnte, wurde sie stationär in einer Kinder- und Jugendpsychiatrie behandelt. Aktuell wird sie ambulant psychotherapeutisch begleitet und besucht weiterhin die Klinikschule.

Beim Erstgespräch erscheint Anna ernst, aber freundlich. Sie drückt ihre Verwunderung über die Empfehlung ihrer Kinder- und Jugendpsychiaterin aus, zusätzlich nun noch zur Musiktherapie zu gehen. Ihr würde es eigentlich gutgehen, aber Musiktherapie könnte ja Spaß machen. Dies nimmt sie ohne mein Zutun zugleich zurück, um zu versichern, dass sie die Therapie ernst nehmen würde. In dieser Mischung aus vorsichtiger Neugier und Selbstregulierung zeigt sich früh ihr Bedürfnis, den Erwartungen zu entsprechen. Sie nennt als Ziel, dass es ihr weiter gutgehen soll. Belastende Symptome thematisiert sie von sich aus nicht. Konkrete Erwartungen kann sie ebenfalls nicht formulieren.

Anna bringt viele Ressourcen in Form von Hobbies oder im stationären Aufenthalt erlernten Strategien zur Selbstregulation mit. Sie wirkt grundsätzlich kooperationsbereit, jedoch sehr kontrolliert. Ihr aktuelles Befinden stellt sie auffallend positiv dar, was bei mir den Eindruck erweckt, dass darunter etwas liegt, das (noch) nicht ausgesprochen werden kann.

In der Exploration ihrer Lieblingsmusik nennt sie Songs von Künstler:innen wie Christina Perri, Taylor Swift und Ed Sheeran. Es handelt sich um Popmusik mit langsamem bis mittlerem Tempo, introspektiver Lyrik und oft melancholischem Grundton. Musik begleitet ihren Alltag beim Malen, Backen, Aufräumen oder abends zum Einschlafen. Sie scheint ein intuitives Gespür für Musik als Mittel der Affektregulation zu haben, reflektiert diese Funktion jedoch zunächst nicht bewusst.

Positive Vorerfahrungen mit Atemmeditation im stationären Setting ermöglichen ihr einen leichten Zugang zur *achtsamkeitsbasierten Klangintervention*. Im Verlauf gelingt es ihr, sich auf die Kombination aus kurzem Bodyscan mit einer verbalen Instruktion zum achtsamen Hören und meinem Spiel auf dem Monochord mit meiner Stimme einzulassen. Sie beschreibt die Übung als angenehm. Gedanken, die sonst kreisen, könnten für einen Moment „leiser“ werden. Anschließend wirkt sie meist spürbar zentrierter und offener, sodass wir bald jede Stunde damit beginnen.

Ich frage sie, wie sie Musik nutzt, um abends zur Ruhe zu kommen. Nach kurzem Nachdenken berichtet sie von klassischer Klaviermusik von Chopin, die ihr helfe, abends zur Ruhe zu kommen. Manchmal würde sie auch Lieder hören, die sie dann aber eher zum Nachdenken bringen würden. Erstmals nennt sie hier den Song „Human“ von Christina Perri. In der Reflexion wird ihr bewusst, dass ihre Musikauswahl einen direkten Einfluss auf ihr Grübelverhalten hat und dass sie diesen Effekt steuern kann. Wir erarbeiten gemeinsam eine *Playlist*, die sie abends „schlafbereit“ machen soll. Diese nutzt sie in den kommenden Wochen regelmäßig. Später wird sie sie auch tagsüber in Momenten emotionaler Überforderung im familiären Kontext einsetzen.

In der dritten Sitzung erscheint Anna erschöpft und deutlich belastet. Sie ist diese und letzte Woche nur zweimal in der Schule gewesen, was sie mit der beginnenden Klausurenphase und dem Druck, der dadurch entsteht, erklärt. Das Musikhören auf dem Weg zur Therapie habe nicht geholfen. Während der achtsamkeitsbasierten Klangintervention, gelingt es ihr jedoch, für einen Moment zur Ruhe zu kommen. Im Anschluss schlage ich eine *themenzentrierte Improvisation* vor. Die Einladung, ihre aktuelle Stimmung musikalisch auszudrücken, lehnt sie ab. Sie möchte lieber „Freude“ vertonen. Ihre Wahl wirkt wie ein Versuch, sich selbst zu stabilisieren. Sie beginnt mit einer getragenen Moll-Melodie auf dem Klavier, sehr reduziert in Dynamik und Umfang. Ich begleite sie stützend am Schlagzeug. Als ich eine leichte Steigerung in Tempo und Dynamik einführe, zieht sie sich musikalisch zurück. Nach dem Spiel wirkt sie verunsichert. „Das war jetzt nicht so freudig, oder?“ Wir entscheiden uns für einen zweiten Versuch. Diesmal wählt sie das Vibraphon, ich übernehme die Rahmentrommel. Ihr Spiel wird etwas lebendiger, zeigt kleine verspielte Elemente, bleibt jedoch fragil. In der anschließenden Reflexion benennt Anna, dass die Musik nicht unbedingt Freude ausgedrückt habe, sondern vielmehr ihre derzeitige innere Verfassung widerspiegele, die sich „in die Musik reingeschlichen“ habe. Die Improvisation dient in diesem Kontext nicht nur der Förderung des emotionalen Ausdrucks, sondern eröffnet auch einen geschützten Raum, in dem Unausgesprochenes symbolisch hörbar werden kann. Diese Erkenntnis markiert einen ersten Zugang zu ihrem emotionalen Erleben. Über die Musik wird hörbar, was sprachlich bislang nicht greifbar war. Durch dieses Erlebnis gelingt erstmals eine tiefergehende Öffnung. Anna berichtet ausführlich von familiären Konflikten, insbesondere der starken Belastung durch die Mutter, von der sie sich sehr stark kritisiert und unter Druck gesetzt fühlt.

Im weiteren Verlauf wagen wir uns an verschiedene emotionale Themen heran. In der siebten Sitzung improvisieren wir erneut zur Freude. Diesmal imaginieren wir das Gefühl mit einer konkreten Erinnerung: der Moment, als sie vor einem Jahr eine Katze geschenkt bekam. Mit einem verschmitzten Lächeln beginnt sie, mit ihren Zeigefingern staccato über das Klavier zu springen – in großen, ausladenden Gesten. Ich begleite sie auf der Djembe. Ihr Spiel ist fantasievoll, abwechslungsreich, voller Tempo- und Dynamikwechsel. Wir enden in einem gemeinsamen Trommel-Klavierwirbel und lautem Lachen. In diesem Moment wirkt Anna leicht, präsent, ganz bei sich.

In der achten Sitzung beginnt die *Arbeit mit der Stimme*. Der Leistungsdruck ist deutlich spürbar. Sie wirkt gehemmt, vergleicht sich sofort mit „richtigen Sängerinnen“. Über körperbezogene Übungen wie Atmung, Tönen und Gähnen gelingt es ihr, sich langsam zu regulieren. Als sie sagt, sie würde gerne „Human“ singen, wirkt sie gleichzeitig aufgeregt und entschlossen. Sie würde die Melodie so schön finden. Ich dagegen bin überrascht über diese fast schon plakative Liedwahl. Das lyrische Ich in diesem Lied versucht allen Erwartungen zu entsprechen und nach außen stark und funktional zu wirken, während innerlich eigentlich alles zu viel wird.

Wir konzentrieren uns zunächst auf den Refrain. Sie ist streng mit sich selbst, kritisiert ihre Stimme. Ich leite die Aufmerksamkeit auf den emotionalen Ausdruck: „Wie fühlt sich das an diese Worte zu singen?“ „Als würde man keine Luft mehr kriegen.“ Wir erarbeiten gemeinsam, wie das musikalisch umgesetzt werden kann: mit Pausen, Brüchen, gehauchten Tönen. Über diesen Prozess öffnet sich eine neue Tür: Sie erzählt wieder von familiärem Druck, von wenig Verständnis, vor allem durch die Mutter. Auf meinen Vorschlag hin verfasst sie eine eigene Liedstrophe:

I can make my cake,
I can stir my dough,
I can pretend to be content,
If that's what you like.
Be the happy girl.

Diesem Ausdruck von Ärger folgend schließen wir eine Improvisation zur Wut an. Dies ist die eine Emotion, der sie bislang konsequent ausgewichen ist. Am Klavier spielt sie ein kurzes, tiefes Grummeln, das sich in schnellen Läufen verliert. Ich begleite sie zurückhaltend auf der Pauke. Nach wenigen Sekunden bricht sie ab. „Das klingt einfach nicht schön.“ „Und wie klingt es in dir, wenn du mit deiner Mutter streitest?“ Sie antwortet nicht, verzieht nur leicht den Mund.

In der darauffolgenden Sitzung spricht sie von einem weiteren Konflikt. Ihre Mutter habe sie kritisiert, weil sie sich Fluch der Karibik auf dem Klavier beibrachte, statt für die Schule zu lernen. Ihr Ärger ist spürbar, auch wenn sie weiterhin um Kontrolle bemüht bleibt. Wir gestalten ein *musikalisches Rollenspiel*: Anna spielt sich selbst, ich übernehme die Rolle der Mutter. Genervt und meckernd soll ich spielen. Wir sitzen gemeinsam am Klavier – sie links, ich rechts. Ihre Melodie ist ruhig, absteigend, fast stoisch. Ich spiele mit hohen Trillern und dissonanten Arpeggien dagegen. Anna bleibt bei sich, unbeirrt. Dann tauschen wir die Rollen. Nach dem Spiel sagt sie leise: „Das war anstrengend. Ich musste mich so konzentrieren, Ihre Töne nicht an mich ranzulassen. Und im zweiten Spiel war es irgendwie schlimm, einfach ignoriert zu werden.“ Wir schaffen es in dieser Stunde nicht mehr, das Erlebte ausführlich zu reflektieren, doch etwas bleibt im Raum stehen: ein inneres Ringen zwischen Abgrenzung und Nähe, zwischen Kontrolle und emotionalem Ausdruck.

In der letzten Sitzung nehmen wir uns die Zeit, eine *Aufnahme des Songs* zu produzieren, den Anna mit nach Hause nehmen kann. Im Abschlussgespräch reflektiert sie, dass die Musiktherapie manchmal ganz schön emotional gewesen sei und sie das nicht erwartet hätte. Sie definiert sich selbst als kreativen Menschen, dem Musik aber auch einfach Spaß machen würde. Als hilfreich benennt sie die Auseinandersetzung mit ihrer Musik und die Erstellung der Playlist. Und sie sei auch stolz, dass wir am Ende so eine gute Aufnahme von dem Song hinbekommen haben, der ihr so viel bedeutet.

Im Verlauf der musiktherapeutischen Begleitung zeigt sich bei Anna eine zunehmende Differenzierung ihres emotionalen Ausdrucks sowie eine wachsende Fähigkeit zur Affektregulation. Während zu Beginn ein hoher Anpassungsdruck und ein stark kontrollierter Selbstausdruck dominierten, gelingt es ihr im weiteren Therapieverlauf zunehmend, innere Spannungszustände musikalisch und sprachlich zu externalisieren und zu verändern.

Die zunächst dominante Fassade der scheinbar stabilen und gut funktionierenden Anna wird im geschützten Raum der Musiktherapie schrittweise durchlässiger. Improvisationen und die Arbeit mit dem Lied „Human" ermöglichen Anna einen symbolischen Zugang zu unbewussten Konflikten. Ihre Auswahl und Interpretation des Songs deuten auf einen beginnenden Prozess der Selbstverortung: Zwischen äußeren Anforderungen und innerem Erleben differenziert sie zunehmend eigene Bedürfnisse, Wünsche und Grenzen.

Auch ihre Affektregulation verändert sich: Während sie anfangs unbewusst auf Musik zur Beruhigung zurückgreift, entwickelt sie im Therapieverlauf gezielte Strategien, um sich selbst über die Playlist zu regulieren. Auch emotional konfrontative Themen wie Wut, die sie lange gemieden hatte, werden erstmals vorsichtig zugelassen und bearbeitet.

Im Hinblick auf ihre sozialen Beziehungen zeigt sich eine zunehmende Selbstwirksamkeit: Anna nimmt eigene Bedürfnisse bewusster wahr und wagt sich im musikalischen Rollenspiel erstmals in eine Position des symbolischen Widerstands gegenüber der Mutter. Dabei wird erkennbar, dass sie beginnt, sich als eigenständige Person zu erleben, deren Gefühle Raum haben dürfen, ohne unmittelbar wieder reguliert oder versteckt werden zu müssen.

Zusammenfassend lässt sich festhalten, dass Anna im Verlauf der Musiktherapie bedeutsame erste Schritte in Richtung einer stabileren Identität, eines authentischeren Affektausdrucks sowie einer bewussteren Affektregulation vollzogen hat.

3.10 Qualitätsmonitoring

Die Basis für ein Therapeut:innentraining bieten die ausführlichen Handreichungen zu Zielen, Ablauf, möglichen Variationen, Tipps und notwendigem Material einer jeden Intervention in den vorangegangenen Unterkapiteln.

Alle Behandlungseinheiten sollten in schriftlicher Form und bei Bedarf mittels Videoaufnahmen dokumentiert werden. So kann eine hohe therapeutische Qualität und eine hohe Treue zum Behandlungsmanual gewährleistet werden.

Begleitende Supervision oder Intervision sollte während der gesamten Behandlung fester Bestandteil sein, um die Qualität der therapeutischen Arbeit zu sichern. Dabei geht es nicht nur um die Fallarbeit, sondern auch um emotionale Entlastung und die Förderung der Selbstreflexion im therapeutischen Prozess.

Im Rahmen der Studie, die dieses Manual untersuchte (Geipel et al., 2022), wurde der Fragebogen zur Beurteilung der Behandlung (FBB, Mattejat & Remschmidt, 1999) genutzt, um im Anschluss der Therapie die Behandlungszufriedenheit der Jugendlichen sowie die Einschätzung des Behandlungserfolgs durch die Jugendlichen und die Therapeut:innen zu ermitteln. Die standardmäßige Implementierung solcher Feedbackinstrumente in die ambulante Praxis dient der langfristigen Qualitätssicherung und regt zur kontinuierlichen Reflexion der eigenen Praxis an.

4 Das Behandlungsmodell der Integrativen improvisatorischen Musiktherapie (IIMT) bei Depressionen

von Jaakko Erkkilä und Esa Ala-Ruona
(aus dem Englischen übersetzt von Josephine Geipel)

4.1 Depression im Erwachsenenalter

Die hohe Prävalenz von Depressionen in vielen Ländern und ihre weitreichenden Folgen – sowohl wirtschaftlich als auch in Bezug auf individuelles Leid – zählen zu den größten Herausforderungen des modernen Gesundheitssystems. Laut einer aktuellen Studie von Torre et al. (2021) liegt die Prävalenz von Depressionen in Europa bei 6,38 % (7,8 % bei Frauen und 4,1 % bei Männern). Weltweit ist die Prävalenz psychischer Störungen, einschließlich Depressionen und Angstzuständen, zwischen 1990 und 2019 um 48,1 % gestiegen (GBD 2019 Mental Disorders Collaborators, 2022).

Depressionen können auf verschiedene Ursachen zurückzuführen sein. Nach Meyer und Garcia-Roberts (2007) führen manche Menschen ihre Depression auf ungelöste Kindheitsprobleme zurück, während andere sie mit aktuellen Beziehungskonflikten, biologischen Ungleichgewichten, angeborenen Persönlichkeitsmerkmalen oder einem Gefühl der existenziellen Sinnlosigkeit in Verbindung bringen. Zu den vielfältigen Einflussfaktoren zählen Reaktionen auf negative Lebenserfahrungen, traumatische Erlebnisse, Schwierigkeiten in der Emotionsregulation und -bewältigung (insbesondere im Umgang mit Wut und Trauer), Beziehungs- und soziale Probleme sowie Persönlichkeitsmerkmale, die Selbstakzeptanz und persönliches Wachstum hemmen (wie etwa das fehlende Gefühl, als Person angenommen zu werden).

Eine zentrale Frage ist, ob die eigene Erklärung für die Ursachen der Depression zutreffend ist, oder ob weitere Faktoren berücksichtigt werden sollten. Eine weitgehend anerkannte Perspektive unter Forschenden (Hyland, 1987; Meyer & Garcia-Roberts, 2007) ist das kontrolltheoretische Modell. Dieses geht davon aus, dass Menschen ihre Depression auf ein empfundenes Versagen in der Erfüllung persönlicher Standards, in der Erreichung wichtiger Ziele oder im

Ausschöpfen ihres Potenzials empfinden. Nach Blaney (1977) gehören zu den weiteren etablierten Theorien das kognitive Modell nach Beck, das Modell der erlernten Hilflosigkeit nach Seligman sowie die Theorie nach Lewinsohn, die eine niedrige Rate an reaktionsabhängiger Verstärkung als Ursache annimmt. Die Ätiologie der Depression kann auch durch neurobiologische Faktoren erklärt werden (Dean & Keshavan, 2017). Trotz dieser verschiedenen Theorien und Modelle bleibt die Ätiologie der Depression unklar. Die Arbeit der Autor:innen beruht auf der Annahme, dass Depressionen auf unterschiedliche Faktoren zurückzuführen sind. Diese beeinflussen den Behandlungsprozess und machen eine Anpassung der Therapie in Bezug auf Intensität und Ansatz erforderlich. Die Vielfalt an theoretischen Erklärungen bedeutet keine Schmälerung psychotherapeutischer Interventionen, einschließlich musiktherapeutischer Ansätze.

4.2 Behandlung der Depression im Erwachsenenalter

In der finnischen Behandlungspraxis wird eine Kombination aus medikamentöser Therapie und psychiatrischer Beratung am häufigsten in der Depressionsbehandlung eingesetzt. Ebenfalls angebotene Psychotherapie wird laut Honkonen et al., (2007) selten in Anspruch genommen. Eine aktuelle systematische Übersichtsarbeit von Gartlehner et al. (2023) kommt zu dem Schluss, dass eine nicht-medikamentöse Behandlung in ihrer Wirksamkeit nicht wesentlich von einer Behandlung mit Antidepressiva der zweiten Generation abweicht, wenn es um die Erstbehandlung erwachsener ambulanter Patient:innen mit mittelschwerer bis schwerer Major Depression geht. Im Rahmen einer Zweitbehandlung (bei ausstehender Remission nach der Erstbehandlung) führten sowohl pharmakologische als auch nicht-pharmakologische Ansätze zu einer Linderung der Symptome. Allerdings hatten mit Antidepressiva behandelte Patient:innen ein höheres Risiko für Nebenwirkungen oder einen vorzeitigen Therapieabbruch als diejenigen, die nicht-pharmakologisch behandelt wurden. Es wird jedoch darauf hingewiesen, dass die Evidenz für viele dieser Vergleiche gering ist, und für eine evidenzbasierte Entscheidungsfindung unter Berücksichtigung von Nebenwirkungsprofilen sowie den Präferenzen von Patient:innen plädiert.

Das britische National Institute for Health and Care Excellence (NICE) hat Qualitätsstandards für die Behandlung von Depressionen bei Erwachsenen veröffentlicht (Quality Statements / Depression in Adults / Quality Standards; NICE, 2011). Diese Leitlinien werden regelmäßig aktualisiert, zuletzt im Jahr 2023. Es werden fünf relevante Qualitätsstandards für die Behandlung der Depression im Erwachsenenalter zusammengefasst:

1. Eine umfassende diagnostische Abklärung bei Verdacht auf Depression,
2. die gemeinsame Erörterung aller verfügbaren Behandlungsoptionen bei einer neuen depressiven Episode,
3. präventive Maßnahmen für Patient:innen mit erhöhtem Rückfallrisiko,
4. eine schrittweise Reduktion der Antidepressiva, wenn ein Absetzen angebracht ist und
5. Unterstützungsangebote für Erwachsene aus ethnischen Minderheiten beim Zugang zu psychosozialen Diensten.

Bezüglich der medikamentösen Behandlung werden am häufigsten selektive Serotonin-Wiederaufnahmehemmer (SSRI), Monoaminoxidasehemmer (MAOI) sowie die älteren trizyklischen Antidepressiva (TCA) eingesetzt (Gartlehner et al., 2023). Allerdings sind Nebenwirkungen wie Übelkeit, Durchfall, Kopfschmerzen oder Angstzustände gut dokumentiert, weshalb viele Betroffene nach alternativen oder ergänzenden Behandlungsmöglichkeiten suchen (Miler et al., 2006). Es ist zudem wissenschaftlich belegt, dass die Kombination von Psychotherapie und medikamentöser Behandlung mit Antidepressiva wirksamer ist als eine alleinige Medikation (Greenberg & Goldman, 2009).

4.3 Kontext der Entstehung des Behandlungsmodells

4.3.1 Aktueller Forschungsstand

Die Musiktherapie hat das Potenzial, medikamentöse Behandlungen zu ergänzen oder zu ermöglichen, die verabreichte Medikamentendosis zu reduzieren oder in bestimmten Fällen sogar als bevorzugte Alternative zu Medikamenten eingesetzt zu werden – etwa in der Anästhesie (Spintge & Droh, 1992).

Dass Musik Emotionen beeinflusst, ist ein gut dokumentiertes Phänomen. Neurowissenschaftliche Forschung hat gezeigt, dass subkortikale Gehirnareale, die für die Emotionsverarbeitung und emotionale Störungen relevant sind, eine zentrale Rolle spielen (Blood & Zatorre, 2001). Insbesondere wird angenommen, dass subkortikale limbische und frontale Bereiche des Gehirns bei depressiven Zuständen nicht adäquat arbeiten oder sogar morphologische Veränderungen und biochemische Fehlfunktionen aufweisen (Kline, 2004; Maletic et al., 2007). In diesem Zusammenhang erweist sich die Musiktherapie als vielversprechendes, nicht-invasives Instrument zur Stimulierung dieser Gehirnbereiche und zur Unterstützung der affektiven Regulation bei Depressionen.

Die Wirksamkeit der Musiktherapie bei Depressionen wurde in mehreren systematischen Übersichtsarbeiten von Maratos et al. (2007) sowie Kamioka et al. (2014) und Zhao et al. (2016) beschrieben. Die Arbeit von Aalbers et al. (2017) hebt verschiedene Vorteile der Musiktherapie für Erwachsene hervor, insbesondere kurzfristige positive Effekte. Musiktherapie als Ergänzung zur Standardbehandlung (treatment as usual, TAU) sei wirksamer als TAU allein. Sie reduziert zudem Ängste und verbessert die allgemeine Funktionsfähigkeit.

Viele systematische Übersichten zu therapeutischen Interventionen weisen jedoch auch im Bereich der Musiktherapie auf Forschungsdefizite hin. Kritisiert werden unter anderem zu kleine Stichprobengrößen, unzureichend beschriebene Interventionen sowie der Fokus auf kurzfristige Therapieprozesse. Darüber hinaus sind die zugrunde liegenden Wirkmechanismen bislang nicht ausreichend erforscht.

4.3.2 Die bisherigen Studien zum IIMT-Modell

Die Entwicklung der Integrativen Improvisationsbasierten Musiktherapie (IIMT) wurde maßgeblich an der JYU Music Therapy Clinic for Research and Training am Institut für Musik-, Kunst- und Kulturwissenschaften der Universität Jyväskylä, Finnland, sowie innerhalb der Eino Roiha Foundation (ERF) vorangetrieben. Die ERF bietet klinische Musiktherapieausbildungen in Jyväskylä und Tampere an. Bislang wurden zwei randomisiert-kontrollierte Studien (RCTs) zur Wirksamkeit der IIMT bei berufstätigen Erwachsenen mit Depressionen und Angststörungen abgeschlossen.

Der erste RCT mit dem Titel „Individual Music Therapy for Depression: Randomized Controlled Trial" (Erkkilä et al., 2011) basierte alleine auf dem IIMT-Modell. Das Studienprotokoll wurde zuvor in *BMC Psychiatry* veröffentlicht (Erkkilä et al., 2008). An der Studie nahmen 79 Erwachsene im Alter von 18 bis 50 Jahren teil (Versuchsgruppe: n=33; Kontrollgruppe: n=46). Während die Kontrollgruppe die Standardbehandlung (treatment as usual, TAU) erhielt, absolvierte die Versuchsgruppe zwei Mal wöchentlich über zehn Wochen insgesamt 20 IIMT-Sitzungen à 60 Minuten. Die Ergebnisse zeigten eine signifikante Wirksamkeit der IIMT in Bezug auf Depression, Angst und die globale Funktionsfähigkeit.

Der zweite RCT mit dem Titel „Music Therapy for Depression Enhanced with Listening Homework and Slow-Paced Breathing: A Randomized Controlled Trial" untersuchte zusätzliche Therapieelemente (Erkkilä et al., 2021). Das Studienprotokoll erschien in Trials (Erkkilä et al., 2019). Die 70 Teilnehmer:innen waren Erwachsene im erwerbsfähigen Alter zwischen 18 und 55 Jahren. Basierend auf einem 2x2-faktoriellen Design untersuchte die Studie die Wirksamkeit von zwei Therapieergänzungen: die Resonanzfrequenzatmung (RFB) (Brabant et al., 2017; Brabant, van de Ree & Erkkilä, 2017) und eine Höraufgabe für zu Hause (Listening Homework, LH). Die Teilnehmer:innen wurden auf vier Gruppen verteilt (jeweils n=17 oder n=18), in denen sie entweder mit oder ohne die jeweiligen Therapieergänzungen behandelt wurden. Insgesamt erhielten sie zwölf Sitzungen à 60 Minuten (zwei Sitzungen wöchentlich über sechs Wochen). Beim Vergleich zwischen IIMT allein und IIMT mit RFB zeigte sich die RFB-Gruppe als wirksamer, während die Therapieergänzung mit den Höraufgaben für zu Hause keine signifikanten Behandlungseffekte erzielte. Mit anderen Worten: IIMT hat sich erneut als wirksam erwiesen, aber der Effekt konnte durch RFB signifikant verstärkt werden.

RFB ist nun ein fester Bestandteil der IIMT. Die fehlende Wirksamkeit von LH war für das Forschungsteam überraschend. Die Grundidee, dass das wiederholte Anhören eigener Improvisationen therapeutisch hilfreich sein könnte, schien vielversprechend. Allerdings stellte sich heraus, dass die Teilnehmer:innen die Aufnahmen zwischen den Sitzungen nicht aktiv anhörten. Dies könnte auf die depressive Symptomatik zurückzuführen sein, die oft mit Antriebslosigkeit und reduzierter psychomotorischer Aktivität einhergeht (Flint et al., 1993; Hoffman et al., 1985). Ohne gezielte Anleitung können freiwillige Aufgaben in dieser Zielgruppe eine Herausforderung darstellen.

Aktuell wird der dritte RCT mit dem Titel „Music Therapy for Working-age People with Depression-related Disorders — A Randomised Controlled Trial Combined with Mixed Methods Research" (N=200) durchgeführt. Das Studienprotokoll befindet sich in Vorbereitung. Die Untersuchung basiert auf einem randomisierten 2×2-faktoriellen Design mit vier Gruppen: 1. Standard-IIMT (Wartelisten-Kontrollgruppe), IIMT + Musik-Hörübungen (Music Listening (ML)), 3. IIMT + Vibroakustische Therapie (VA) (Campbell et al., 2017; Punkanen & Ala-Ruona, 2011, 2012), 4. IIMT + ML + VA. Die Studie ist im BioMed Central ISRCTN-Register eingetragen (https://www.isrctn.com/ISRCTN26812986, Zugriff am 03.05.2025). Erste Ergebnisse werden zwischen 2027 und 2028 erwartet.

4.4 Theoretische Begründung des IIMT-Modells

Eine zentrale Herausforderung musiktherapeutischer Methoden wie der *klinischen Improvisation* besteht darin, dass sie zwar als essenzieller Bestandteil der Musiktherapie gelten und oft als Hauptgrund für ihren Einsatz genannt werden, jedoch schwer mit spezifischen Therapieergebnissen in Verbindung gebracht werden können. Anders ausgedrückt: Es gibt nur wenige forschungsbasierte Belege dafür, wie bestimmte musikalische Verhaltensweisen mit therapeutischen Verbesserungen oder Verschlechterungen korrelieren. Dennoch ist die Situation keineswegs aussichtslos. Musiktherapeut:innen sollten bei der Behandlung von Depressionen verstärkt auf das musikalische Verhalten achten, insbesondere auf die Interaktion zwischen Therapeut:in und Klient:in.

In den vorliegenden IIMT-Studien wurden daher Forschungsfragen zu den internen Mechanismen in das Studiendesign integriert. Die Untersuchung solcher Mechanismen ist oft explorativ, zeitaufwendig und fällt schnell in die Kategorie „wünschenswert, aber mit begrenzten Ressourcen schwer umsetzbar". Deshalb basieren viele der angenommenen Mechanismen der IIMT bislang weitgehend auf theoretischen und klinischen Erfahrungswerten – ohne deren Bedeutung zu schmälern. Das Buchkapitel „Creativity in Improvisational Psychodynamic Music Therapy" (Erkkilä et al., 2012) beschreibt das klinisch-theoretische Modell. Es skizziert die zentralen Einflüsse der IIMT, insbesondere aus der Psychoanalyse, psychodynamischen Neuformulierungen und Musikpsychotherapie.

Trotz der methodischen Herausforderungen gibt es vielversprechende Ansätze zur systematischen Erforschung der internen Mechanismen der IIMT. Bereits frühere Arbeiten konnten zeigen, dass computergestützte Methoden zur Analyse musikalischer Improvisationen wertvolle Einblicke in die musikalische Interaktion zwischen Therapeut:in und Klient:in liefern. Die Music Therapy Toolbox (MTTB) wurde zur Analyse von Improvisationen eingesetzt, die zwischen Klient:innen mit Entwicklungsstörungen und Musiktherapeut:innen entstanden sind (Erkkilä, 2007). Dabei zeigte sich, dass der Schweregrad der Entwicklungsstörung sowohl den musikalischen Ausdruck als auch die musikalische Interaktion beeinflusst. Zudem ließen sich bestimmte musikalische Muster innerhalb einer Klient:innengruppe erkennen, die mit spezifischen Entwicklungsdefiziten korrelieren. Allerdings haben wir in diesen Studien nicht untersucht, ob sich das musikalische Verhalten der Klient:innen im Verlauf der Musiktherapie verändert.

Im Rahmen der IIMT-Studien wurde dieser Ansatz vertieft und eine computergestützte Improvisationsanalyse eingesetzt, um zu überprüfen, ob bestimmte Veränderungen im musikalischen Verhalten mit einer standardisierten Ergebnismessung korrelieren – in diesem Fall mit der Montgomery-Åsberg Depression Rating Scale (MADRS) (Montgomery & Åsberg, 1979). Die MADRS war das primäre Ergebniskriterium. Die Ergebnisse zeigten, dass bestimmte Veränderungen im musikalischen Verhalten der Klient:innen tatsächlich mit einer Verbesserung der Depressionssymptomatik einhergehen. Konkret konnte ein zentraler Interaktionsfaktor zwischen Therapeut:in und Klient:in identifiziert werden, bestehend aus zwei Hauptmerkmalen: Unähnlichkeit der rhythmischen Komplexität und Unähnlichkeit der rhythmischen Klarheit (Hartmann et al., 2022). In Bezug auf die Interaktion zwischen Therapeut:innen und Klient:innen zeigt eine relativ ähnliche (gleichzeitige) Notendauer zwischen den Spielenden sowie rhythmische Einheitlichkeit eine bessere Interaktion, während eine Unähnlichkeit in diesen Faktoren ein weniger interaktives musikalisches Verhalten bedeutet. Besonders interessant war die Beobachtung, dass Klient:innen mit der größten Verbesserung laut MADRS ihre intensivste musikalische Interaktion in der Mitte des Therapieprozesses aufwiesen, während in der ersten und letzten Sitzung diese signifikante Zunahme nicht gefunden wurde.

In der Musiktherapie gibt es bislang nur wenige Studien, die detaillierte Korrelationen zwischen musikalischem Verhalten und standardisierten psychiatrischen Messinstrumenten untersuchen. Aufgrund der rasanten Fortschritte in der computergestützten Analyse ist jedoch zu erwarten, dass sich dies in naher Zukunft ändern wird. Ein belgisches Forschungsteam um Foubert et al. (2017) konnte beispielsweise eine Verbindung zwischen bestimmten musikalischen Verhaltensweisen und der Borderline-Persönlichkeitsstörung nachweisen – ebenfalls auf Basis einer computergestützten Improvisationsanalyse. Interessanterweise zeigte sich auch in dieser Untersuchung, dass der wichtigste Unterschied in der zeitlichen Struktur der musikalischen Improvisationen lag.

Zusätzlich zu verschiedenen qualitativen, oft außermusikalischen Beobachtungen konzentrieren sich die IIMT-Musiktherapeut:innen auch auf das musikalische Verhalten der Klient:innen. So ist beispielsweise bekannt, dass eine erhöhte rhythmische Synchronität zwischen Improvisator:innen auf eine verstärkte Interaktion hindeutet. Die systematische Analyse solcher Muster könnte wertvolle Hinweise für den Therapieprozess liefern. Diese Perspektive kann zunehmend an Bedeutung gewinnen, da eine stärkere musikalische Interaktion mit einer Verbesserung der depressiven Symptomatik korreliert.

Diese Veränderungen im musikalischen Verhalten (z. B. verstärkte musikalische Interaktion) können auch mit anderen Arten von klinischen Beobachtungen in Verbindung gebracht werden. Zukünftige Studien sollten untersuchen, ob sich diese musikalischen Veränderungen auch in anderen Ausdrucksbereichen widerspiegeln, beispielsweise in der Zunahme der Emotionalität, in der Stärkung der therapeutischen Beziehung sowie in der Erhöhung der Therapieintensität. Die Erforschung dieser Zusammenhänge könnte wertvolle neue Erkenntnisse für die Weiterentwicklung der musiktherapeutischen Praxis liefern.

4.5 Struktur und Ziele des Behandlungsmodells

Die IIMT-Praxis basiert auf einem dynamischen Zusammenspiel von Improvisation und Sprache (s. Abbildung 4.1). Im therapeutischen Prozess erfolgt eine kontinuierliche Zick-Zack-Bewegung zwischen diesen beiden Elementen, wie in Tabelle 4.1 beschrieben wird. Obwohl sich die Anwendung der IIMT an die individuellen Bedürfnisse und Eigenschaften der Klient:innen anpasst, gibt es dennoch grundlegende Prinzipien, Interventionen und Setups, die das Modell definieren (Erkkilä et al., 2012). Diese strukturellen Vorgaben sind jedoch intern flexibel und bieten vielfältige Möglichkeiten zur Anpassung. Diese Flexibilität ist essenziell, da jeder therapeutische Prozess einzigartig ist.

Allerdings ist der derzeitige IIMT-Ansatz primär auf RCTs ausgerichtet. Dadurch sind das klinische Setup, die verwendeten Musikinstrumente sowie das Therapiemodell relativ streng festgelegt. Der Einsatz zusätzlicher Methoden ist ausgeschlossen. Diese methodische Strenge resultiert nicht aus therapeutischen Erwägungen, sondern aus forschungsbasierten Anforderungen – insbesondere aus der Notwendigkeit, die Intervention zu kontrollieren. In der alltäglichen klinischen Praxis hingegen spielen die individuellen Bedürfnisse und Vorlieben der Klient:innen eine weitaus größere Rolle und können die IIMT-Anwendung entsprechend variieren lassen.

Ein Beispiel verdeutlicht den Unterschied zwischen Forschungskontext und klinischem Alltag. Zur Evaluation der Wirksamkeit des IIMT-Modells ist es erforderlich, sich strikt an das Behandlungsprotokoll zu halten. Diese methodische Strenge kann jedoch einschränkend sein – insbesondere für Klient:innen, die möglicherweise von modifizierten Ansätzen profitieren würden. Einige Klient:innen empfinden die klinische Improvisation anfangs als überfordernd. Für sie könnte es hilfreicher sein, den Therapieprozess mit Musikhören zu beginnen, bevor sie schrittweise zum Improvisieren übergehen. Andere Klient:innen stellen möglicherweise fest, dass die Improvisation nicht effektiv für sie ist und sie eher von alternativen Methoden profitieren würden. Im Forschungskontext sind die Anpassungen jedoch auf den vom IIMT-Modell definierten Rahmen beschränkt (Tabelle 4.1). Alle Änderungen müssen mit den Kerndefinitionen des Modells übereinstimmen. Dies birgt das Risiko, dass einige Klient:innen nicht die optimal passende Behandlung erhalten.

In der klinischen Praxis außerhalb des Forschungskontexts ist es dagegen möglich, die Behandlung individueller zu gestalten und die besonderen Bedürfnisse jeder:s einzelnen Klient:in zu berücksichtigen. Die Grenzen des Forschungskontexts machen eine gründliche ethische Prüfung vor Beginn einer Studie erforderlich. Die Klient:innen müssen umfassend darüber informiert werden, worauf sie sich einlassen und welche Rechte sie haben, z. B. das Recht, die Therapie jederzeit abzubrechen, ohne sich dafür rechtfertigen zu müssen. Im klinischen Alltag können verschiedene musiktherapeutische Methoden integriert werden, wenn sie für die Klient:innen von Vorteil sind. Der Therapieprozess ist flexibler und dauert häufig länger als typische Forschungsstudien. Therapeut:innen müssen sich nicht ausschließlich an ein einzelnes Modell wie die IIMT halten, sondern können die Behandlung individuell gestalten.

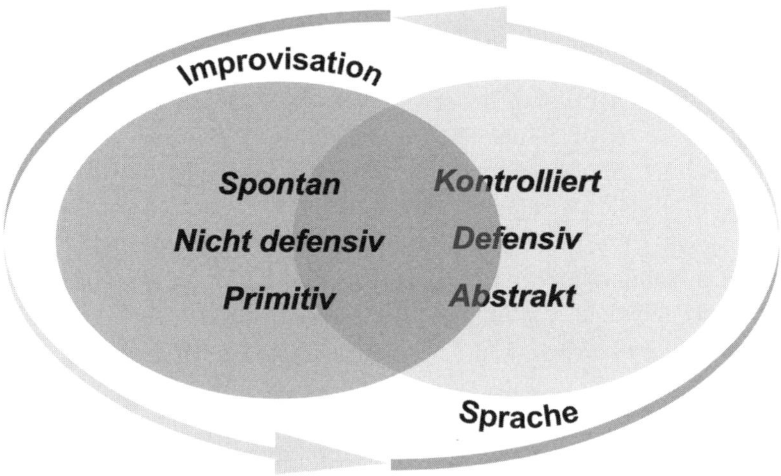

Abbildung 4.1: Wechselspiel zwischen Musik (Improvisation) und Sprache in der IIMT

Tabelle 4.1: Interventionen und IIMT-Prozesse

<table>
<tr><td>Intervention 1: Resonanzfrequenz-Atmung (RFB)</td><td>Ziele:
▪ Erhöhung der Sensibilität für innere körperliche und emotionale Prozesse
▪ Ermöglichung eines besseren Zugangs zur inneren Welt, insbesondere zu verdrängten Emotionen und Erinnerungen
▪ Unterstützung der Emotionsregulation, um sich leichter mit schwierigen Themen und Fragen auseinanderzusetzen
Intervention:
▪ 10 Minuten RFB-Übung zu Beginn der IIMT-Sitzung</td></tr>
<tr><td>Intervention 2: Integrative Improvisationsbasierte Musiktherapie (IIMT)</td><td>Phase 1: Optimale Grundlage der Therapie
(wichtig für gesamten Therapieprozess, besonders zu Beginn)
Ziele:
▪ Aufbau und Pflege der therapeutischen Beziehung, einschließlich
– empathisch-therapeutischer Präsenz
– Adhärenz zur Behandlung
– Fokus auf die allgemeinen Wirkfaktoren (Grencavage & Norcross, 1990).
Intervention:
▪ Anwendung von strukturierenden und empathischen Techniken in der Improvisation
▪ Fokus auf Therapieprozess, volle Präsenz, ganzheitliche Beobachtung des verbalen und nonverbalen Verhaltens
Phase 2: Kreativität und Ausdruck
(Heranführen an die klinische Improvisation inkl. Ausdrucksmöglichkeiten, kann 2–4 Sitzungen andauern)
Ziele:
▪ Verbesserung der Kreativität und der symbolischen Verarbeitung beim Improvisieren und Erreichen des „potentiellen Raums“ (Winnicott, 1968)
▪ Entdecken der individuellen Ausdrucksmöglichkeiten, sowohl in der Improvisation als auch im Gespräch
▪ individuelle Abstimmung auf den emotionalen Zustand, das Energielevel und die Ausdrucksmöglichkeiten
Intervention:
▪ Einsatz von strukturierenden und empathischen Techniken in der Improvisation
▪ Anhören einer aufgezeichneten Improvisation, falls angebracht
▪ Besprechung der Erfahrungen während des Improvisierens</td></tr>
</table>

Intervention 2: Integrative Improvisationsbasierte Musiktherapie (IIMT)	**Phase 3: Imaginationsprozess** (entwickelt und verbessert sich allmählich mit dem Therapieprozess und variiert in Bezug auf die individuell benötigte Zeit, die Offenheit und den Tiefgang) **Ziele:** ▪ Fokussierung auf vorbewusste Erfahrungen wie Bilder, Gefühle, Symbole, Erinnerungen und Assoziationen **Intervention:** ▪ Einsatz aller Improvisationstechniken, einschließlich emotionaler Exploration ▪ Förderung und Unterstützung des Auftauchens vorbewusster Erfahrungen durch musikalische und verbale Mittel **Phase 4: Analytischer Prozess** (braucht einige Zeit, bis die Voraussetzungen dafür geschaffen sind; am intensivsten typischerweise in der Mitte des Therapieprozesses) **Ziele:** ▪ Nutzung des kreativen, improvisatorischen Prozesses mit seinen verschiedenen symbolischen (vorbewussten) Qualitäten zur Erlangung einer neuen Art von Verständnis ▪ Übertragung der kreativen Erkenntnisse auf das Alltagsleben **Intervention:** ▪ reflektierendes Gespräch ▪ Anhören der Improvisationen und Reflexion darüber ▪ Improvisationen zu noch nicht explorierten Themen **Phase 5: Implementierung** (setzt in der Regel eine intensive und zeitaufwändige Bearbeitung voraus und kann mehrere Wochen / Monate in Anspruch nehmen, bis sie möglich ist) **Ziele:** ▪ neue und fantasievolle (kreative) Ideen in die Realität umsetzen (Naiman, 2006) ▪ Erstellung eines „Aktionsplans“ für Veränderungen und eine höhere Lebensqualität ▪ Implementierung und „Erprobung“ der neuen Verhaltensweisen und Erkundung der Beziehungsaspekte der therapeutischen Veränderungen ▪ Unterstützung des Transfers von der Therapie in den Alltag **Intervention:** ▪ Erweiterung der Perspektive von der Therapiesitzung auf die Lebenswelt ▪ Einbeziehung der Lebensrealität in Improvisation und im reflektierenden Gespräch ▪ Fokus auf das Leben außerhalb der Therapie und Beobachtung von möglichen Verbesserungen in diesem Bereich

4.6 Rahmenbedingungen der Behandlung

4.6.1 Diagnostik und Überweisung

Es wird Bezug genommen auf Diagnosen und Überweisungen im Zusammenhang mit den RCTs der Autor:innen. Das klinische Modell der IIMT könnte jedoch auch auf andere klinische Populationen anwendbar sein. Die Studienteilnehmer:innen waren Erwachsene mit der Hauptdiagnose einer schweren depressiven Störung (F32 / F33 nach ICD-10-Kriterien). Aufgrund der hohen Komorbidität von Depressionen und Angststörungen zeigten viele der Teilnehmenden zusätzlich eine Angstsymptomatik.

Die Diagnostik von Patient:innen mit depressiven Störungen oder anderen psychiatrischen Erkrankungen wird in der Regel von Ärzt:innen durchgeführt, die die Patient:innen dann an ambulante Musiktherapeut:innen überweisen können. Bei privat zahlenden Patient:innen ist eine direkte Aufnahme in die Behandlung durch eine:n Musiktherapeut:in möglich. In diesem Fall ist es jedoch besonders wichtig, dass vor Beginn der Therapie eine ausführliche Diagnostik erfolgt. So kann sichergestellt werden, dass Musiktherapie für diese Person tatsächlich indiziert ist.

4.6.2 Setting und Dosis

Bislang wird die IIMT nur im Einzelsetting durchgeführt. Die Dauer der Therapieprozesse betrug in der ersten Studie 20 Sitzungen und in der zweiten Studie zwölf Sitzungen. Wenn möglich, sollten die Therapiesitzungen zweimal die Woche stattfinden, aber vorzugsweise nicht an aufeinanderfolgenden Tagen. Die Dauer einer IIMT-Sitzung beträgt 60 Minuten. Im Rahmen unserer Forschung wurde die Dauer der Therapieprozesse auf zehn oder sechs Wochen begrenzt. Es gibt keine spezifischen, auf das Therapiemodell bezogenen Gründe, längere Prozesse zu vermeiden, aber im Forschungskontext sind sie aus finanziellen Gründen nur selten möglich.

4.6.3 Räume und Ausstattung

Die JYU Music Therapy Clinic for Research and Training ist Teil der Interdisciplinary Music Labs an der Universität Jyväskylä. Die Klinik ist mit zwei gleichwertig ausgestatteten Räumen versehen, die jeweils auf die Anforderungen der spezifischen Forschungsprojekte abgestimmt sind. Diese Räume dienen auch der klinischen Musiktherapieausbildung, wobei ein spezielles, intensives klinisches Ausbildungsmodell angewendet wird (Ala-Ruona, 2015).

Zur klinischen Datenerhebung sind in den Räumen insgesamt sieben ferngesteuerte Videokameras und Mikrofone installiert. Diese übertragen das Signal in den Kontrollraum, wo es bearbeitet und gespeichert wird, sowie in den Beobachtungsraum für die Echtzeitbeobachtung. Die Improvisationen werden digital sowohl als MIDI-Daten als auch als digitales Audio erfasst und auf dem JYU IT-Server gespeichert. Für die in den RCTs verwendeten Musikinstrumente kommen derzeit zwei gleichartige Digitalpianos zum Einsatz – eines für den:die Klient:in und eines für den:die Therapeut:in – sowie zwei Djembe-Trommeln, die gegenüberstehen, um den Blickkontakt zu ermöglichen und die nonverbale Kommunikation zu fördern. Wie bereits gesagt, spielen im klinischen Alltag die individuellen Bedürfnisse und Vorlieben der Klient:innen eine wichtige Rolle und die verwendeten Instrumente können variieren.

4.7 Grundlegende Prinzipien der Beziehungsgestaltung

Im RCT-Kontext ist es sehr wichtig, dass die klinische Arbeit der Musiktherapeut:innen homogen genug ist und die Behandlungsadhärenz (Tschuschke et al., 2015) sowie Behandlungstreue (Bellg et al., 2004; Moncher & Prinz, 1991) gefördert werden. Insbesondere bei Klient:innen mit einer geringeren therapeutischen Allianz, liegt es in der Verantwortung der Therapeut:innen, sich stärker an das Behandlungsprotokoll zu halten. Obwohl die meisten Musiktherapeut:innen während ihrer Ausbildung mit der klinischen Improvisation vertraut werden, stellt die IIMT ein spezifisches Modell mit klar definierten Prinzipien und Zielgruppen dar.

Im IIMT-Modell sind die Therapeut:innen aktive Akteur:innen bei der Regulierung der Intensität des therapeutischen Prozesses, sowohl auf der Mikroebene (während der Sitzungen) als auch auf der Makroebene (während des gesamten Therapieprozesses). Die aktive Rolle der Therapeut:innen ist hier wichtig, um sich auf die Klient:innen und ihre aktuelle Situation, das Funktionsniveau sowie die allgemeine Fähigkeit, aus dem therapeutischen Prozess Nutzen zu ziehen, einstellen zu können. Ein individuell angepasster therapeutischer Rahmen trägt dazu bei, den Prozess auf eine für die Klient:innen bedeutungsvolle Weise zu beobachten und zu regulieren. Obwohl das IIMT-Modell insgesamt recht eng definiert ist, bleibt Raum für die individuelle Anpassung der Elemente auf der Mikro- und Makroebene in der therapeutischen Arbeit. Diese Kombination aus einem präzise formulierten Protokoll und der Flexibilität, es individuell anzuwenden, schafft einen klaren und dennoch kreativen Rahmen für die Zusammenarbeit zwischen Therapeut:in und Klient:in.

Aus Sicht der Psychotherapieorientierung stehen sowohl Strukturierung als auch Empathie in der Tradition der supportiven Psychotherapie. Tähkä (1986) unterscheidet in seiner Klassifikation zwischen zwei Hauptformen der Psychotherapie: der supportiven und der analytischen Psychotherapie, wobei heute viele Modelle existieren, die in diese Kategorien fallen. Laut Tähkä (1986) entsprechen die Techniken der emotionalen Exploration und Neuausrichtung der analytischen oder aufdeckenden Psychotherapien. In Bezug auf musikalische Interventionen verfügen Musiktherapeut:innen über verschiedene Techniken, um die Klienten während der Neuausrichtung und emotionalen Exploration musikalisch zu untersuchen, herauszufordern oder sogar zu provozieren.

Die Klassifikation von Tähkä (1986) hat sich aufgrund ihrer Klarheit und Einfachheit sowohl in der IIMT-Ausbildung als auch in der klinischen Praxis als nützlich erwiesen. Sie leitet die Arbeitsorientierung der Therapeut:innen auf der Grundlage ihrer Einschätzung der Ressourcen, des Zustands, der Bedürfnisse und der Kompetenzen der Klient:innen ab. In manchen Fällen können Klient:innen am meisten von einem supportiven Arbeitsstil profitieren, bei dem der:die Musiktherapeut:in Interventionen vermeidet, die bei Klient:innen, die sich noch nicht bereit fühlen, Ängste oder zusätzliche Belastungen hervorrufen könnten. In solchen Situationen können Musiktherapeut:innen darauf verzichten, aufdeckende Improvisationstechniken, wie z. B. emotionale Exploration oder verbale Interventionen zu verwenden. Diese können den Prozess zu psychisch anstrengenden oder angstauslösenden Themen führen. Wie bereits erwähnt, kann bei bestimmten Klient:innen eine größere Bereitschaft für eine tiefere therapeutische Verarbeitung vorhanden sein, die anspruchsvollere, in Abbildung 4.2 dargestellte Improvisationstechniken und verbale Interventionen zulässt.

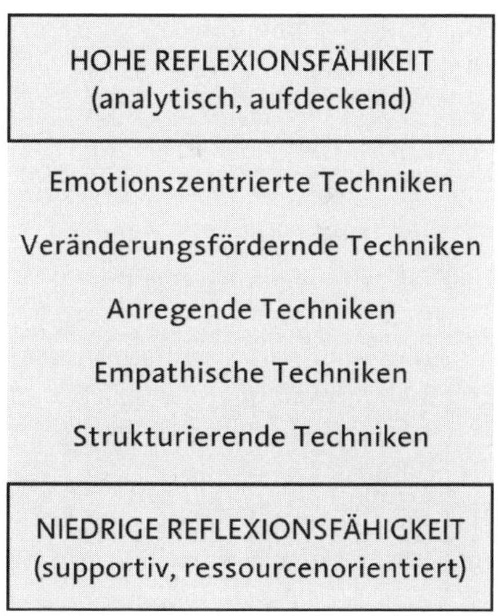

Abbildung 4.2: Veranschaulichung der Anwendung verschiedener Improvisationstechniken in Abhängigkeit von der Fähigkeit der Klient:innen, auf der Grundlage von klinischer Improvisation zu arbeiten

Wenn wir von einer supportiven therapeutischen Haltung sprechen, beziehen wir uns auf verschiedene humanistische Ansätze, die einen nicht-direktiven Arbeitsstil betonen und den Fokus auf die Anerkennung der Ressourcen und Potenziale der Klient:innen legen. In Anlehnung an die Prinzipien der Personzentrierten Psychotherapie (Bohart & Watson, 2011) hängt der therapeutische Fortschritt davon ab, jeden einzelnen Menschen so zu akzeptieren, wie er ist, und seine eigenen Stärken zu fördern. Carl Rogers (1976), der Begründer des Personzentrierten Ansatzes, plädierte dafür, die Kreativität und das Potenzial des Einzelnen zu fördern, die Einzigartigkeit jeder Person zu akzeptieren und die Selbstständigkeit zu unterstützen. Dieses Ethos steht in engem Zusammenhang mit der klinischen Improvisation (KI) in der Musiktherapie. Insbesondere die Kreativität ist ein Schlüsselelement des IIMT-Modells (Erkkilä et al., 2012). In unserem Ansatz besteht das Hauptprinzip darin, die emotionale Intensität und Tiefe des therapeutischen Prozesses aktiv in einem für die therapeutische Arbeit angemessenen und erträglichen Rahmen zu regulieren.

Auch bestimmte Grundsätze der existentiell-humanistischen Psychotherapie stimmen mit dem Verständnis einer supportiven therapeutischen Haltung überein, wie etwa die Vorstellung, dass es keine vorgefassten Ideen über psychische Probleme oder deren Behandlung gibt, sondern dass jeder Therapieweg einzigartig ist und sich auf die individuellen Umstände, Ziele, Ressourcen sowie Potenziale der Klient:innen konzentriert (Schneider, 2011; Schneider & Längle, 2012). Darüber hinaus steht das Konzept der ressourcenorientierten Musiktherapie (Gold et al., 2005; Rolvsjord, 2010) im Einklang mit dem Ansatz der supportiven Musiktherapie. Der Fokus wird auf die Stärken, Ressourcen und Potenziale der Klient:innen gelegt und nicht nur auf deren Defizite.

Wenn der:die Klient:in Potenzial, Bereitschaft und das Bedürfnis nach einem eher analytischen therapeutischen Ansatz zeigt, kann ein psychodynamischer Ansatz verfolgt werden. Die Psychodynamische Psychotherapie ist von Natur aus integrativ und stützt sich auf verschiedene theoretische Rahmenwerke sowie klinische Anwendungen, die sich kontinuierlich weiterentwickeln (Levy, 2009). In der Praxis wird bei der IIMT mit unbewussten oder vorbewussten Prozessen, Erfahrungen und Impulse gearbeitet. Zu den Zielen der Psychodynamischen Therapie gehören die Förderung der Selbstwahrnehmung der Klient:innen und das Verständnis der Auswirkungen früherer Erfahrungen auf gegenwärtige Reaktionen und Verhaltensweisen.

Darüber hinaus halten wir uns an die Grundsätze der Relationalen Psychodynamischen Psychotherapie, die betont, dass die Rolle der Therapeut:innen nicht die objektiver Analytiker:innen oder Wissenschaftler:innen ist, sondern eher die eines Menschen, der in einen interpersonellen und relationalen Dialog mit den Klient:innen tritt (Coleman Curtis & Hirsch, 2011). Dies deckt sich mit Priestleys (1994, S.141) Aussage, in der sie in Frage stellt, ob ein:e analytische:r

Musiktherapeut:in jemals „die Haltung eines kalten, entschlossenen Chirurgen oder eines Spiegels oder eine Haltung, die nichts von sich preisgibt", beibehalten kann.

Priestley (1994) führte das Konzept der emotionalen Gegenübertragung (e-countertransference) ein, um spezifische Phänomene zu erläutern, die während der Improvisation auftreten. Sie erforschte verborgene Emotionen und Ereignisse der emotionalen Gegenübertragung, die sich manchmal psychosomatisch manifestieren können. Der:die Musiktherapeut:in soll seine:ihre eigenen somatischen Empfindungen entschlüsseln, die als Tor zur inneren Welt und zur emotionalen Landschaft der Klient:innen dienen. Es ist plausibel, dass die emotionale Gegenübertragung in der analytischen Literatur bisher weniger Beachtung fand, da sie in verbalen Kontexten weniger offensichtlich ist. Priestley (1994) betrachtet die emotionale Gegenübertragung als ein charakteristisches Merkmal der KI, da diese vorwiegend auf nonverbalem Ausdruck und Interaktion basiert. Sie nutzt Empfindungen, Emotionen, Bilder, Symbole und Assoziationen als primäre Werkzeuge im Dialog. Das Aufzeichnen und Hören von Improvisationen folgt ebenfalls der Idee von Priestley und lädt die Klient:innen ein, nach Bedeutungen und neuen Perspektiven für ihre Erfahrungen zu suchen und mit Hilfe der Therapeut:innen Einblicke in die eigene Gesamtsituation zu erhalten. Ein bemerkenswerter Auslöser für emotionale Gegenübertragungsreaktionen bei Musiktherapeut:innen ist oft eine deutliche und intensive Veränderung im musikalischen Verhalten oder Ausdruck der Klient:innen. *In einer Therapiesitzung in einem der RCTs ging ein Klient abrupt dazu über, in einer tieferen Tonlage zu spielen. Er behielt dieses Muster für längere Zeit bei, während er allmählich die Lautstärke erhöhte und dissonante Cluster-Akkorde produzierte. Während des verbalen Dialogs mit der Musiktherapeutin nach der Improvisation offenbarte der Klient eine starke, traumatische Erinnerung, die mit diesem musikalischen Moment verbunden war. Das Interessante an diesem Fall ist, dass der Klient ursprünglich vorhatte, in einer neutralen Weise zu spielen und in einer höheren Lage zu beginnen. Das machte den plötzlichen und unerwarteten musikalischen Ausbruch noch überraschender. Die Musiktherapeutin nahm diese plötzliche, intensive Veränderung in der Musik des Klienten sehr genau wahr und empfand sie als eine Reaktion auf eine Gegenübertragung.*

Die IIMT kann in Bezug auf die theoretischen Behandlungsaspekte als integrativ betrachtet werden, während die therapeutische Methode der Improvisation bestehen bleibt. In der IIMT spielen sowohl das Improvisieren als auch das Sprechen eine bedeutende Rolle und stehen in wechselseitiger Beziehung zueinander. In den verbalen Anteilen kann ein Thema aufgeworfen werden, das in der Improvisation weiterverarbeitet werden kann – insbesondere dann, wenn das Thema verbal schwer zu fassen ist und von einer symbolischen, nonverbalen Verarbeitung profitieren könnte. Umgekehrt kann das Improvisieren emotional aufgeladene Erinnerungen, Bilder und anderes symbolisches Material hervorrufen. Die weitere Verarbeitung dieses Materials auf verbaler Ebene führt oft zu Einsichten und dem Verständnis der Bedeutung der Erfahrung, die mit der aktuellen Situation des Klienten oder der Klientin und den damit verbundenen Herausforderungen in Verbindung stehen.

4.8 Beschreibung der Ziele und des Ablaufs der Einzelinterventionen

Die folgenden Vorgehensweisen betreffen die IIMT im Forschungskontext. Dies bedeutet, dass verschiedene Aspekte der IIMT auf die spezifischen Ziele und Rahmenbedingungen des Forschungsprojekts zugeschnitten sind, für die klinische Praxis jedoch modifiziert werden können.

Der:die Musiktherapeut:in bereitet den Raum vor, indem er:sie die Videokameras einschaltet, sicherstellt, dass die digitalen Instrumente Klang erzeugen und für die Audioaufnahme bereit sind. Er/sie schaltet den Computer für die Aufnahme der Improvisationen ein und überprüft, ob die Verbindungen funktionieren. Zudem wird sichergestellt, dass digitale Fragebögen sowohl für den Klienten oder die Klientin als auch für den Therapeuten oder die Therapeutin verfügbar sind und dass die RFB-Ausrüstung einsatzbereit auf den Klienten oder die Klient:in eingestellt ist.

In der IIMT-Ausbildung wird auch empfohlen, dass der:die Musiktherapeut:in eine kurze Zeit für das sogenannte Self-Clearing reserviert bevor der:die Klient:in eintrifft (Bruscia, 1998). Self-Clearing ist das persönliche Vorgehen, sich auf die bevorstehende Sitzung vorzubereiten und die eigenen Gedanken auf den:die Klient:in zu konzentrieren. Es gibt viele Möglichkeiten, sich auf das Self-Clearing einzulassen. Manche Therapeut:innen improvisieren (Solo-Improvisation), manche zeichnen, manche schreiben, und manche fokussieren sich einfach in der Stille auf den:die Klient:in, ohne zusätzliche Aktivitäten.

Der Rahmen der therapeutischen Arbeit ist relativ streng und bietet sowohl dem:der Klient:in als auch dem:der Therapeut:in Struktur, Vorhersehbarkeit und Sicherheit. Innerhalb des Rahmens gibt es einen gewissen Spielraum für individuelle Anpassungen, die von den therapeutischen Bedürfnissen der Klient:innen, deren persönlichen Eigenschaften und individuellen Präferenzen hinsichtlich der Schwerpunkte der therapeutischen Arbeit abhängen. Die Hauptstruktur der Sitzungen sollte jedoch von Sitzung zu Sitzung und während des gesamten Prozesses gleichbleiben. Auch das Hauptprinzip des abwechselnden Sprechens und Musizierens wird der grundlegende Ansatz während des gesamten Therapieprozesses sein (Abbildung 4.1). Zur Unterstützung der therapeutischen Beziehung sollte der:die Therapeut:in alle Arten von verbalen und nonverbalen Äußerungen der Klient:innen willkommen heißen und bedingungslose Akzeptanz gegenüber all dem zeigen. Ein supportiver Ansatz ist wichtig. Innerhalb des recht engen Rahmens des IIMT-Modells (Tabelle 4.1) gibt es auch Raum für individuelle Anpassungen bei der Verwendung der Hauptelemente. Zu diesen gehören: Atemübungen (RFB), verbaler Check-in, themenzentrierte oder freie Improvisation, reflektierendes Gespräch und ein Resümee, das eine Brücke zur nächsten Sitzung schlägt sowie den Transfer-Effekt in den Alltag unterstützt. Je nach Dauer des Gesprächs und des Musizierens kann es diese beiden therapeutischen Elemente ein- oder mehrmals in einer Sitzung geben. Alle Improvisationen werden aufgezeichnet und können für die weitere reflektierende Bearbeitung angehört werden.

Die Sitzung beginnt mit einer informellen Frage „Wie geht es Ihnen heute?", um festzustellen, ob es etwas Besonderes an diesem Tag gibt, das sofort angesprochen werden muss. Darauf folgt die einführende RFB-Intervention. Der:die Klient:in erhält die Möglichkeit, die RFB-Übung kurz zu kommentieren und reflektieren. Dann folgt die IIMT-Intervention. Die erste Improvisation kann von einem Thema oder mehreren Themen aus dem anfänglichen Gespräch ausgehen. Es kann aber auch beschlossen werden, frei zu improvisieren. Insgesamt wird nicht festgelegt, wie viele Improvisationen innerhalb einer Sitzung durchgeführt werden, oder wie lang die Improvisationen sein sollen. In der IIMT-Ausbildung wird jedoch Wert darauf gelegt, dass die Therapeut:innen für die innere Spannungsstruktur einer Sitzung sorgen. Das bedeutet, dass in der Eröffnungsphase das RFB und das anfängliche therapeutische Gespräch die grundlegenden Elemente sind. In der Arbeitsphase sollten die Dynamik und Intensität innerhalb einer Sitzung am höchsten sein und in einer Abschlussphase die Spannung allmählich abgebaut werden. Der typische Spannungsbogen einer Sitzung folgt dem Prinzip des goldenen Schnitts. Dies bedeutet, dass die Dynamik und Spannung allmählich zunimmt und nach zwei Dritteln der Sitzung eine Art „Sitzungshöhepunkt" erreicht werden sollte. Im restlichen Drittel der Sitzungszeit sollte die Intensität langsam abnehmen. Diese Angaben dienen natürlich nur der Veranschaulichung und müssen nicht exakt berücksichtigt werden – sie sollen es den Therapeut:innen nur erleichtern, die innere Spannung einer Sitzung zu bedenken.

Der Therapieprozess, der aus zwölf Sitzungen besteht, ist in drei Phasen unterteilt: Sitzungen eins-drei (Eröffnungsphase), Sitzungen vier-neun (Arbeitsphase) und Sitzungen zehn-zwölf (Abschlussphase). Es ist jedoch wichtig, darauf hinzuweisen, dass dieser Therapieprozess auf den Anforderungen und Einschränkungen der Studie basiert. Im klinischen Alltag sind die Therapieprozesse in der

Regel länger. Bei längeren Prozessen kann die Arbeitsphase manchmal sogar über Jahre andauern.

Die therapeutische Beziehung (≈ therapeutische Allianz) besteht aus der Bereitschaft der Klient:innen zur therapeutischen Bearbeitung sowie ihrer Toleranz, ihrem Zustand und ihren Grundbedürfnissen. Der:die Musiktherapeut:in schätzt die Fähigkeit des:der Klient:in zur therapeutischen Verarbeitung kontinuierlich ein. Er/sie trifft Entscheidungen über den therapeutischen Ansatz – z. B., ob eine supportive, ressourcenorientierte oder analytische therapeutische Haltung angemessen oder möglich ist. Eine wichtige Unterstützung für den:die Musiktherapeut:in ist die klinische Supervision, die im Rahmen der Studie einmal pro Woche stattfand. Die Supervision hilft den Therapeut:innen, einen geeigneten Arbeitsstil zu wählen, um eine starke therapeutische Beziehung aufrechtzuerhalten und Ängste der Klient:innen zu regulieren. Ängste können durch eine Anpassung der Intensität der therapeutischen Arbeit auf der Grundlage eines integrativen Ansatzes bewältigt werden.

4.8.1 Intervention 1: Resonanzfrequenzatmung (RFB)

Theoretischer Hintergrund

Brabant et al. (2017) haben die RFB im Rahmen der improvisatorischen Musiktherapie entwickelt und getestet (Brabant & Erkkilä, 2018). Nach Brabant (2018) kann RFB mit der Biofeedback-Methode in Verbindung gebracht werden, die auch als Herzfrequenzvariabilitäts-Biofeedback bezeichnet wird. Das Konzept basiert darauf, dass die Herzfrequenz durch das Atemmuster beeinflusst wird. Sie beschleunigt sich beim Einatmen und verlangsamt sich beim Ausatmen. Jeder Mensch hat eine individuelle, optimale Atemfrequenz von etwa sechs Atemzügen pro Minute, bei der Atmung und Herzfrequenz in Resonanz treten. In diesem hoch synchronisierten Zustand verstärken sich beide Prozesse gegenseitig (Vaschillo et al., 2002). Dies führt zu einer maximalen Amplitude der Herzfrequenzvariabilität (HRV) und versetzt das autonome Nervensystem in einen Zustand parasympathischer Dominanz, der eine ruhige Wachheit fördert.

Bei der RFB sollte die Atmung natürlich bleiben, ohne erzwungene Tiefe oder Pausen zwischen den Atemzügen. Die von Brabant (2018) entwickelte Hybridversion der RFB verzichtet sowohl auf Biofeedback als auch auf eine standardisierte Atemfrequenz. Stattdessen wird die Resonanzfrequenz des:der Klient:in durch eine einmalige Auswertung der Atmung bestimmt. In allen folgenden Sitzungen wird ein einfacher Atemschrittmacher verwendet, der auf die optimale

Rate des:der Klient:in eingestellt ist. Daher enthält die Bezeichnung „Resonanzfrequenzatmung“ nicht den Begriff „Biofeedback“.

Ziele

Die RFB-Übung zu Beginn einer Sitzung dient der psychophysiologischen Regulation der Klient:innen und bereitet sie optimal auf die therapeutische Arbeit vor. Ein Vorteil der RFB ist, dass sie keine abrupten oder radikalen Bewusstseinsveränderungen bewirkt. Im Gegensatz dazu können intensivere oder invasive Atemtechniken das Ich-Gefüge aufbrechen und ungewohnte Bewusstseinszustände hervorrufen (Brabant, 2018).

Brabant (2018) geht davon aus, dass RFB in Kombination mit IIMT bei Klient:innen die Selbstwahrnehmung für ihre inneren körperlichen und emotionalen Prozesse erhöhen kann. RFB ermöglicht ihnen einen besseren Zugang zu ihrer Innenwelt, insbesondere zu verdrängten Emotionen und Erinnerungen. Es wird davon ausgegangen, dass RFB auch die Emotionsregulation unterstützt und es den Klient:innen erleichtert, sich schwierigen Themen und Problemen zu stellen.

Ablauf

Jede IIMT-Sitzung beginnt mit einer zehnminütigen RFB-Phase. Häufig ergeben sich aus dieser Übung Beobachtungen oder Empfindungen, die der:die Klient:in mit dem:der Musiktherapeut:in teilt. Anschließend folgt das erste Gespräch, in dem der:die Therapeut:in neben den Erfahrungen mit der RFB auch den aktuellen Zustand des:der Klient:in sowie relevante Ereignisse seit der letzten Sitzung erfragt.

Im Folgenden werden die Leitlinien für die RFB- und Herzfrequenzmessung beschrieben, die für die Studientherapeut:innen als Teil ihrer Ausbildung vor Beginn des zweiten RCTs erstellt wurden. Die Leitlinien wurden von Olivier Brabant verfasst und sind bisher nicht offiziell veröffentlicht worden. Spezifische lokale Anpassungen wurden entfernt.

Messung der Atmung und Einstellung der Atem-App

- Zur Bestimmung der optimalen Atemfrequenz können Apps wie Elite HRV verwendet werden, die für Smartphones und Tablets verfügbar sind.
- Nach der Ermittlung der individuellen Atemfrequenz wird diese in einer App dargestellt. Die visuelle Darstellung zeigt einen sich hebenden und senkenden Ball, der die Ein- und Ausatmung synchronisiert darstellt.

- Das Einatmungs- zu Ausatmungsverhältnis wird auf 40% zu 60% festgelegt.
- Die gesamte Atemsitzung dauert zehn Minuten.
- Während der RFB werden keine auditiven Reize oder Musik eingesetzt, sondern ausschließlich visuelle Stimuli genutzt.

Optimale Sitzposition

- Die Klient:innen sollten aufrecht sitzen, ohne Arme oder Beine zu kreuzen.
- Das Tablet sollte auf einem Ständer direkt vor den Klient:innen positioniert werden.

Anweisungen zur Atmung

- Verwenden Sie Zwerchfellatmung (Bauchatmung) und vermeiden Sie Brustatmung.
- Atmen Sie durch die Nase ein und durch den Mund mit leicht gespitzten Lippen aus. Die gespitzten Lippen sind optional. Sie können aber helfen, die Ausatmung zu verlangsamen.
- Versuchen Sie gleichmäßig zu atmen – ohne Pausen oder Unterbrechungen zwischen der Ein- und Ausatmung.
- Vermeiden Sie es, die Lungen vollständig zu entleeren oder zu füllen, d.h., lassen Sie immer etwas Luft in der Lunge.

Die Klient:innen sollten nicht tiefer als gewöhnlich atmen, sondern nur langsamer. Eine flache und natürliche Atmung hilft, Hyperventilation zu vermeiden. Wenn Klient:innen Anzeichen von Hyperventilation zeigen (z.B. Benommenheit oder Schwindel), weisen Sie sie an, weniger tief zu atmen.

4.8.2 Intervention 2: IIMT

Theoretischer Hintergrund

In der IIMT werden Improvisationstechniken verwendet, die Bruscia (1987; hier ins Deutsche übersetzt von J. Geipel und A. F. Wormit) umfassend beschrieben hat. Diese lassen sich in neun Hauptgruppen unterteilen, von denen fünf – empathische Techniken, strukturierende Techniken, anregende Techniken, veränderungsfördernde Techniken und emotionszentrierte Techniken – eng mit musikalischem Ausdruck und Verhalten verknüpft sind. Sie bilden das zentrale Fundament des IIMT-Ansatzes.

Die übrigen vier Techniken sind primär außermusikalischer Natur und werden in der IIMT nicht exakt in der von Bruscia (1987) beschriebenen Form angewendet. Während die strukturierenden und empathischen Techniken die grundlegenden Strategien darstellen und sich auf die Unterstützung des musikalischen Ausdrucks der Klient:innen konzentrieren, sind die veränderungsfördernden und emotionszentrierten Techniken anspruchsvoller. Von Therapeut:innen erfordern sie eine aktivere, expressivere musikalische Beteiligung und setzen gleichzeitig die Bereitschaft der Klient:innen zu einer tiefergehenden Auseinandersetzung voraus. Anregende Techniken dienen als Vermittler zwischen diesen beiden Gruppen (nicht-herausfordernd vs. herausfordernd). Im Rahmen dieses Kapitels ist es nicht möglich, alle für IIMT relevanten Techniken (Abbildung 4.2), die zu den fünf Kategorien gehören, im Detail zu beschreiben. Daher werden die einzelnen Kategorien unter dem Gesichtspunkt ihrer primären Ziele erläutert.

Die verbleibenden vier, vorwiegend außermusikalischen Kategorien aus Bruscias Ansatz – themenfördernde Techniken, verarbeitende Techniken, vertrauensfördernde Techniken und klärende Techniken – werden in der Beschreibung von Phase 4 kurz vorgestellt und im Kontext der IIMT reflektiert. Obwohl sie in gewisser Weise relevant sind, unterscheiden sie sich in wesentlichen Punkten vom IIMT-Ansatz und dienen daher nicht als direkte Grundlage für das Modell.

Ablauf der Intervention

Im Einstiegsgespräch nach dem RFB werden in der Regel einige Themen besprochen, die als Ausgangspunkt für die erste Improvisation dienen können. Der Einstieg kann jedoch auch intuitiv ohne ein festgelegtes Thema erfolgen. In diesem Fall wird folgende Anweisung gegeben: „Lassen Sie uns anfangen, gemeinsam Musik zu machen und zu erkunden, was hier heute vor sich geht. Sie können anfangen, und ich werde mich Ihnen anschließen und mit Ihnen spielen." Falls Klient:innen aus irgendeinem Grund zögern oder nicht bereit sind, den ersten Schritt zu machen, kann auch der:die Therapeut:in musikalisch beginnen.

Alle Improvisationen werden auf Audio aufgezeichnet und können entweder direkt während der Sitzung oder zu einem späteren Zeitpunkt angehört werden. Das unmittelbare Anhören der Improvisation kann vorteilhaft sein, da es den Klient:innen eine rezeptive Erfahrung ermöglicht, die neue Perspektiven eröffnet und die Wahrnehmung der eigenen Erlebnisse erweitert. Der Sitzungsverlauf wechselt dynamisch zwischen verbaler Reflexion und musikalischer Improvisation – intuitiv und ohne strenge Regeln oder detaillierte Richtlinien.

Die verbale Auseinandersetzung unterstützt die Reflexion der gemeinsamen Erfahrungen. Das darauf aufbauende Ziel ist, ein tieferes Verständnis für die

Bedürfnisse, Ressourcen und Potenziale der Klient:innen zu gewinnen. Weiter sollen verschiedene Bereiche der eigenen Identität und Gesamtsituation integriert werden. Die Reihenfolge von Gespräch und Improvisation bleibt flexibel und wird an den individuellen Bedarf angepasst. Die IIMT basiert auf der Improvisation mit zwei gleichwertigen Keyboards mit Klavierklang sowie zwei gleichwertigen Djemben. Das Gespräch kann sowohl vor als auch nach der Improvisation stattfinden – beziehungsweise die Improvisation umrahmen. Andere musiktherapeutische Methoden werden nicht eingesetzt. Der:die Therapeut:in unterstützt die Klient:innen durch offene Fragen und beobachtende Rückmeldungen, verzichtet jedoch auf direkte Interpretationen des Verhaltens oder der Probleme der Klient:innen.

Phasen der Intervention

Im IIMT-Modell gliedert sich die Behandlung in fünf Phasen (Tabelle 4.1). Diese werden von Erkkilä et al. (2012) beschrieben. Die nachfolgenden Erläuterungen basieren auf dieser Veröffentlichung und zeigen zusätzlich auf, wie Musiktherapeut:innen diese Phasen in der klinischen Praxis anwenden können. Dabei werden spezifische Interventionsprinzipien berücksichtigt, die sowohl die klinische Improvisation als auch den therapeutischen Rahmen betreffen.

Phase 1 – Optimale Grundlage für die Therapie

> *"Regardless of the form of therapy, there are certain commonalities and contents that have a crucial effect on the successful clinical process (i.e. Wampold, 2001). According to Grencavage and Norcross (1990), the common factors of psychotherapy are client characteristics, therapist qualities, change processes, treatment structures, and relationship elements. To mention some of the contents of these factors, the success of therapy (partly) depends on the client's motivation and expectations, the therapist's emphatic competence and encouragement, how therapeutic change processes are enabled and presented in the work, how coherently and faithfully the clinical approach is carried out, and how good a relationship and working alliance there is between therapist and client. In [IIMT] all these factors are important as well." (Erkkilä et al., 2012, S. 419)*

In Phase 1 geht es darum, eine stabile Grundlage für den therapeutischen Prozess zu schaffen. Dies betrifft sowohl außermusikalische als auch musikalische Aspekte. Das oben angeführte Zitat konzentriert sich auf die außermusikalischen Faktoren, die den Erfolg jeder Therapie beeinflussen. Auch wenn sich

Musiktherapeut:innen hinsichtlich ihrer Persönlichkeiten und Kompetenzen unterscheiden, ist es wichtig, die allgemeinen Wirkfaktoren von Psychotherapie zu kennen und entsprechende Fähigkeiten zu entwickeln. Die Vernachlässigung der allgemeinen Wirkfaktoren wird die Wirksamkeit der Therapie wahrscheinlich verringern, unabhängig von der Qualität der therapeutischen Technik. Allgemeine Wirkfaktoren sind vor allem bei Interventionen wie der IIMT von Bedeutung. Musiktherapeut:innen nehmen dabei eine sehr bedeutende Rolle als Mitgestalter ein, sodass bestimmte persönliche Merkmale nicht verborgen werden können.

Um eine optimale Grundlage für die Therapie zu schaffen, sind die strukturierenden Techniken am wichtigsten. Bei den strukturierenden Techniken der Phase 1 geht es in erster Linie darum, den musikalischen Ausdruck der Klient:innen mit einfachen rhythmischen und tonalen Techniken zu unterstützen. Dabei geht es nicht darum, die Klient:innen herauszufordern oder den persönlichen Selbstausdruck des:der Therapeut:in in den Vordergrund zu stellen. Vielmehr soll ein sicherer musikalischer Rahmen geschaffen werden, der den Klient:innen den Zugang zu ihrem eigenen musikalischen Ausdruck erleichtert.

Phase 2 – Kreativität und Ausdruck

Erkkilä et al. (2012) bezeichnen die Phase 2 als „Akt der Improvisation“. Die aktuelle Bezeichnung für diese Phase lautet jedoch „Kreativität und Ausdruck“, da sie die Idee der Phase besser beschreibt:

> *"Improvisation can be a creative process, but this is not always the case. If there is not an optimal basis (Phase 1) for therapeutic work, or the client's ability to symbolize is deficient due to illness or other reasons, improvising is not much more than action. When improvising is an therapeutic sense productive, it is linked to potential space (Winnicott, 1968), and presupposes certain commitment, passion, and motivation. Only then can improvising lead to a new kind of thinking, or diverse thinking (Heilman et al., 2003), which is one of the determinants of creativity."(Erkkilä et al., 2012, S. 419)*

Neue Klient:innen, die mit Musiktherapie und klinischer Improvisation nicht vertraut sind, benötigen oft Zeit, um sich mit der Methode anzufreunden. Zunächst muss sich der:die Klient:in mit Unterstützung des:der Therapeut:in explorativ mit den Musikinstrumenten vertraut machen und herausfinden, wie sie klingen und welche Art von Klängen mit unterschiedlicher Dynamik erzeugt werden können. Da viele Klient:innen keine Vorerfahrungen im Musizieren und Spielen von Instrumenten haben, benötigen sie ausreichend Zeit für die Erkundung des Instrumentariums. Sobald Klient:innen eine Vorstellung über grundlegende Spielweisen mit ihren eigenen persönlichen Merkmalen bekommen, eröffnet sich der Raum für symbolische Deutungen von Klängen und Klangkombinationen. Nach unserer Erfahrung erreichen die meisten Klient:innen dieses Stadium innerhalb von maximal drei Sitzungen – einige bereits in der ersten.

Empathische Techniken (Bruscia, 1987) haben einige Ähnlichkeiten mit strukturierenden Techniken. Der Erfahrung der Autor:innen nach können diese beide Techniken mit einigen Klient:innen sogar von Beginn an verwendet werden. Empathische Techniken sind besonders wichtig, um die Klient:innen in Phase 2 aktiver in den Improvisationsprozess einzubinden. Diese Techniken gehen über die Strukturierung hinaus, indem sie dem:der Musiktherapeut:in erlauben, eine etwas aktivere musikalische Rolle einzunehmen und den Selbstausdruck zu unterstützen. Der musikalische Ausdruck soll erweitert und gleichzeitig die Botschaft vermittelt werden: „Was du tust, ist wichtig und relevant, und ich werde dich in deinen Bemühungen unterstützen und dir helfen." Die Rolle des:der Therapeut:in ist hier zwar aktiver als bei den strukturierenden Techniken, aber immer noch nicht darauf ausgerichtet, die Natur der Improvisation zu verändern oder musikalische Polaritäten oder Kontraste zu schaffen, um den:die Klient:in herauszufordern. Stattdessen ist es das Ziel des:der Therapeut:in, weiterhin Vertrauen aufzubauen, den Selbstausdruck des:der Klient:in zu unterstützen und den Grundstein für eine produktive therapeutische Zusammenarbeit zu legen. Ebenfalls soll das therapeutische Bündnis gestärkt und ein Raum geschaffen werden, in dem sich der:die Klient:in gehört und akzeptiert fühlt.

Phase 3 – Imaginationsprozess

Der Imaginationsprozess wird von Erkkilä et al. (2012) wie folgt beschrieben:

> *"When clinical improvisation has creative potential it triggers images, emotions, symbols, memories, and associations – all very important for therapeutic work, being a kind of window to one's unconscious (Erkkilä, 1997, 2004). These experiences can occur simultaneously with the improvisation (non-verbal), but often they are brought out verbally when listening to the improvisation and when discussing it with the therapist. The imagery process is primary process orientated, and includes processes typically associated with right hemisphere functions such as primary emotion, emotional communication, and global attentional perspective (Barret et al., 1998; Heilman et al., 2000; Robertson et al., 1988). When the imagery process is activated by the improvisation, creativity is involved." Erkkilä et al. (2012, S. 420)*

Phase 3 baut auf den vorhergehenden Phasen auf. In den bereits beschriebenen RCTs mit zwölf Sitzungen wird in der Regel während der Sitzungen vier bis neun von Phase 3 ausgegangen. Dieser Zeitraum, der aus sechs Sitzungen besteht, wird als „Arbeitsphase“ bezeichnet. Die Ziele und der Arbeitsstil variieren von Klient:in zu Klient:in, je nach Situation, Krankheitsphase, Schweregrad und persönlichen Eigenschaften.

Bei einigen Klient:innen kann es möglich sein, die gelebten Erfahrungen und potenziell traumatischen Erlebnisse in einem analytischen Rahmen anzusprechen, während bei anderen die Phase 3 auf einer eher stützenden und Halt gebenden Ebene verbleiben kann. Der:die Therapeut:in muss sich auf die eigene Intuition und Supervision verlassen, um einschätzen zu können, welche Arten von Improvisationsinterventionen am besten geeignet oder machbar sind, und wie viel Druck und Angst der:die Klient:in ertragen kann. Dies ist vor allem in Fällen relevant, in denen ein analytischer Arbeitsstil, der die Verarbeitung traumatischer Erinnerungen und negativer Emotionen beinhaltet, zum Einsatz kommt. Hier beziehen wir uns auf die theoretischen Grundlagen der IIMT, insbesondere auf das Konzept des integrativen Schlussfolgerns, wie oben beschrieben.

Phase 3 basiert auf der Prämisse, dass in den beiden vorangegangenen Phasen eine solide therapeutische Beziehung für eine expressivere Verarbeitung geschaffen worden ist. Diese Phase hängt in hohem Maße vom Zustand des:der Klient:in und seiner:ihrer allgemeinen Fähigkeit zur therapeutischen Verarbeitung ab. Bei einigen Klient:innen besteht weiterhin die Notwendigkeit, bei strukturierenden und empathischen Techniken zu bleiben und anspruchsvollere Techniken zu vermeiden. Wenn jedoch die Fähigkeit und das Potenzial für eine tiefere und intensivere therapeutische Arbeit vorhanden ist, stellen die anregenden Techniken nach Bruscia (1987) einen weiteren Schritt dar. Um den musikalischen Ausdruck von Klient:innen anzuregen und zu bereichern, kann der:die Therapeut:in neue musikalische Ideen einbringen, dem:der Klient:in mehr Raum geben, indem er:sie schweigt, oder den musikalischen Ausdruck des:der Klient:in vervollständigen und erweitern. Der Erfahrung der Autor:innen nach stellen veränderungsfördernde Techniken nach Bruscia (1987) eine zusätzliche Ebene der Herausforderung dar. Diese Techniken zielen in erster Linie darauf ab, Klient:innen zu ermutigen, den eigenen musikalischen Ausdruck zu verändern und etwas anderes auszuprobieren. Nur eine Technik in dieser Kategorie, das „Beruhigen“, lenkt den Ausdruck in eine weniger expressive und dynamische Richtung.

In der IIMT haben wir festgestellt, dass die emotionszentrierten Techniken nach Bruscia (1987) in vielerlei Hinsicht den veränderungsfördernden Techniken sehr ähnlich sind. Beide Kategorien können mit der emotionalen Verarbeitung in Verbindung gebracht werden. Der Erfahrung nach gehören sie zu den anspruchsvollsten und schwierigsten Techniken. Emotionszentrierte Techniken sind häufig mit außermusikalischen Phänomenen verbunden, wie z. B. der Beleuchtung bedeutender Beziehungen, der Betrachtung des inneren Selbsts des:der Klient:in oder dem Bewusstmachen unterdrückter Gefühle. Diese Techniken beruhen häufig auf einer im therapeutischen Gespräch geplanten Idee, bei der sich Therapeut:in und Klient:in beispielsweise auf bestimmte Rollen oder Themen in der Improvisation einigen.

Phase 4 – Analytischer Prozess

Erkkilä et al. (2012) beschreiben den analytischen Prozess wie folgt:

> *„Because [IIMT] is a goal-orientated work, creativity as such, without appropriate connections to the issues of recovery, is not sufficient as a goal. If the product of a creative act – improvisation – is an image with emotional loading, shedding light on the mental problems and their solutions, there is still a need for analytical and more cognitive integration of experiences. Gaining new kind of understanding and relating the creative insights to the client's everyday life can be associated with secondary process thinking, and with left hemisphere functions such as focused attention and analytical and logical thinking (Barret et al., 1998; Heilman et al., 2000; Robertson et al., 1988). When analytical process is linked to the imagery process in an appropriate way, by serving the goals of therapy, it may result in solutions (changes) that are ready to be put into action." (Erkkilä et al., 2012, S. 420)*

Diese Definition beinhaltet die Vorgehensweise, abwechselnd zu improvisieren und zu sprechen. Die Erfahrungen während der Improvisation sind nonverbal und finden auf der sogenannten vorbewussten Ebene statt. Allerdings können diese Erfahrungen auch intensiv und sogar verwirrend sein. Klient:innen verstehen vielleicht nicht immer den Ursprung plötzlicher, starker Empfindungen während der Improvisation, manchmal begleitet von starken körperlichen Reaktionen. Wenn dies geschieht, sind Klient:innen in der Regel überrascht, vielleicht auch bewegt, und verspüren ein starkes Bedürfnis, diese Erfahrungen mit dem:der Therapeut:in zu besprechen. Manchmal identifizieren Klient:innen den/die Auslöser für die Empfindungen, während in anderen Fällen die Erkenntnis im therapeutischen Gespräch entsteht.

Bei den Übergängen bzw. beim Wechsel zwischen Musik und Sprechen und umgekehrt müssen sich Musiktherapeut:innen auf ihre Intuition verlassen. Eine allgemeine Faustregel besagt, dass es an der Zeit ist, eine neue Dynamik durch Improvisation einzuführen, wenn das Gespräch sich wiederholt, keinen sinnvollen Inhalt hat oder ins Stocken gerät. Ein:e IIMT-Therapeut:in könnte vorschlagen: „Lassen Sie uns etwas Musik machen und explorieren, was wir hier haben oder welche Dinge gerade passieren." Der Fokus verlagert sich dann auf den gegenwärtigen Moment, mit dem Ziel, neue Perspektiven auf die aktuelle Situation zu gewinnen.

Der Übergang von der Improvisation zum Gespräch ist in der Regel natürlicher. Die Improvisation endet oft auf der Grundlage eines impliziten, gegenseitigen Gefühls zwischen Klient:in und Therapeut:in, dass der Prozess abgeschlossen ist. Obwohl die klinische Improvisation im Allgemeinen in Bezug auf Inhalt und Dauer ungeplant ist, folgt sie häufig einer bestimmten Struktur, die eine Entwicklungsphase, eine dynamische Phase und eine Abschlussphase umfasst. Mit der dynamischen Phase ist der Punkt gemeint, an dem etwas Bedeutendes entdeckt wurde. Oft wird sie begleitet von den intensivsten Erfahrungen und Empfindungen, die verarbeitet werden müssen.

Durch den hohen Stellenwert der verbalen Auseinandersetzung mit den Improvisationserfahrungen sind auch die klärenden Techniken nach Bruscia (1987) im IIMT-Modell wichtig. Die Autor:innen betrachten das Gespräch jedoch als einen sensiblen Bereich, der das Risiko birgt, dass der:die Therapeut:in eine zu direktive Rolle einnimmt. Die Regulierung des Umfangs und der Art des Gesprächs ist ein wesentlicher Aspekt der IIMT und wird der psychischen Belastbarkeit der Klient:innen sowie der aktuellen therapeutischen Ausrichtung des Prozesses angepasst.

Verschiedene Psychotherapiemodelle haben unterschiedliche Ansichten über die Rolle des Sprechens für Therapeut:innen. Gesprächstechniken wie Interpretieren, Konfrontieren und Hinterfragen sind typischerweise stark und charakteristisch für Therapien, die nicht auf nicht-direktiven, dialogischen Ansätzen beruhen. In der IIMT empfiehlt sich, selbst bei einer analytischen Sichtweise, herausfordernde verbale Interventionen des:der Therapeut:in zu vermeiden und stattdessen die eigenen Einsichten der Klient:innen zu betonen und sie zu ermutigen, diese – wenn möglich – verbal auszudrücken.

Bruscias (1987) Definition von themenfördernden Techniken kann teilweise für die IIMT-Praxis übernommen werden. Zum Beispiel wird das Symbolisieren auch in der IIMT eingesetzt. Es basiert aber auf Improvisationen, die in Zusammenarbeit mit dem:der Therapeut:in entstehen und sind nicht auf spezifische Anweisungen angewiesen. Klinische Improvisationen rufen ganz natürlich und spontan symbolische Bedeutungen hervor, ohne dass ein vorab geplanter Ausgangspunkt erforderlich ist. Eine weitere themenfördernde Technik, die freie Assoziation, wird mit dem Anhören von aufgenommenen Improvisationen und damit auch mit der Praxis der rezeptiven Musiktherapie verbunden. Das Abspielen und ausschließliche Anhören einer Improvisation mit Klient:innen kann der Kategorie der verarbeitende Techniken (Bruscia, 1987) zugeordnet werden. Die meisten von Bruscias verarbeitenden Techniken werden in der IIMT nicht verwendet.

Phase 5 – Implementierung

Erkkilä et al. (2012) definieren die Implementierung wie folgt:

> *„Naiman (2006) defines creativity as the act of turning new and imaginative ideas into reality. This is exactly what the client has to do with the creative innovations and solutions born in therapy. In psychotherapy terminology the "action plan" is often called a change, which can be whatever change from pathological behavior, functioning, feeling, or thinking to non-pathological. Implementation is successful if the client feels better and has a better quality of life, and at least to some extent gets rid of the illness." (Erkkilä et al., 2012, S. 420)*

In der IIMT-Praxis geht es in Phase 5 meist um Inhalte, die außerhalb des Therapieraums passieren. Musiktherapeut:innen haben keinen Einblick in das Leben der Klient:innen außerhalb der Sitzungen. Daher ist es wichtig, zu erfragen, wie sich bestimmte Erkenntnisse oder allgemeine Verbesserungen in der Therapie auf das Alltagsleben der Klient:innen auswirken. So können Klient:innen z. B. einer Tätigkeit nachgehen, die sie schon lange nicht mehr ausgeübt haben oder sich am sozialen Leben aktiver beteiligen oder ein neues Hobby beginnen und vieles mehr. All dies sind Anzeichen für eine bessere Lebensqualität und spiegeln den Nutzen der Therapie wider. Der Transfereffekt von der Therapie auf das Alltagsleben wird aktiv unterstützt, indem eine Brücke zwischen den Sitzungen und den besprochenen Alltagsthemen geschlagen wird.

Variationen des Verfahrens

Die IIMT ist streng definiert, wenn sie im Forschungskontext durchgeführt wird. Sie wird jedoch allmählich auch in klinischen Kontexten angewandt, wo Kliniker:innen mehr Freiheit haben, das Modell anzupassen und es mit anderen musiktherapeutischen Methoden oder Modellen zu kombinieren (Tabelle 4.2). In ihrer derzeitigen Form ist die klinische Improvisation die musiktherapeutische Hauptintervention, die durch die RFB-Übung zu Beginn einer Sitzung ergänzt wird. Unser laufendes Forschungsprojekt erforscht die Möglichkeiten der Ergänzung mit Hörübungen für zu Hause und vibroakustischer Therapie (Kap. 4.3.2). Der Einsatz dieser Interventionen ist nur als Ergänzung zur klinischen Improvisation gedacht. Die Ergebnisse der laufenden Studie werden zeigen, ob sich diese neuen Modifikationen für das IIMT-Modell eignen.

Tabelle 4.2: Variationen des Verfahrens der IIMT

IIMT im Forschungskontext	IIMT im klinischen Kontext
Die Sitzungen werden für verschiedene Analysen auf Video und Audio aufgezeichnet.	Je nach Fall können Videoaufnahmen gemacht werden. Der Zweck dieser Aufnahmen ist rein klinisch.
Die Improvisationen werden als MIDI-Daten aufgezeichnet und können sofort wiedergegeben werden. Die MIDI-Daten ermöglichen verschiedene Analysen für Forschungszwecke.	Die Aufzeichnung von Improvisationen im MIDI-Format ist nicht notwendig.
Die Improvisationen werden als digitale Audiodateien aufgezeichnet und können sofort wiedergegeben werden. Digitale Audioaufnahmen ermöglichen verschiedene Arten von Analysen für Forschungszwecke.	Musiktherapeut:innen, die Improvisationen als digitale Audiodateien aufnehmen, können diese zur Besprechung mit den Klient:innen oder zur Bewertung der IIMT-Prozesse für den Therapieverlauf verwenden.
Die Therapeut:innen haben Fragebögen, die sie vor und nach der Sitzung ausfüllen. Dies dient v.a. der Erfüllung des Zwecks der Evaluierung der Intervention im Forschungskontext.	In klinischen Kontexten müssen keine spezifischen Fragebögen verwendet werden. Musiktherapeut:innen entwickeln oft ihre eigenen Methoden zur Beobachtung und Dokumentation des Therapieprozesses.
Es wird erwartet, dass die Sitzungen streng nach dem diagnosespezifischen Behandlungsplan ablaufen. Die Reihenfolge und ungefähre Dauer für die Interventionen sind vorgegeben.	In einem klinischen Kontext haben Musiktherapeut:innen mehr Flexibilität bei der Durchführung von IIMT-Sitzungen.
Die Dauer der Sitzung ist auf 60 Minuten festgelegt.	Die Sitzungsdauer kann je nach Therapievertrag 30, 45 oder 60 Minuten umfassen. In der finnischen Tradition sind die Sitzungslängen auch in klinischen Settings oft vorgegeben.
Die Dauer des Therapieprozesses ist auf 12 Sitzungen festgelegt.	In der Regel dauert der Therapieprozess ein bis zwei Jahre oder sogar länger und umfasst Dutzende oder sogar Hunderte von Sitzungen.
Es sind nur diagnosespezifische musiktherapeutische Techniken und Interventionen vorgesehen.	Es steht den Musiktherapeut:innen frei, die IIMT mit anderen musiktherapeutischen Techniken und Interventionen zu kombinieren.

Empfehlungen und Tipps

Das IIMT-Modell lässt viel Raum für ein intuitives Vorgehen, das sich aus dem individuellen Kontext der Klient:innen ergibt. Therapeut:innen sollten sich intensiv mit ihren Gegenübertragungserfahrungen auseinandersetzen – im weitesten Sinne bedeutet dies, alle Empfindungen und Beobachtungen bewusster zu erforschen. Das Vertrauen in die eigenen Gefühle, Intuition und Interpretationen therapeutischer Phänomene ist besonders wertvoll. Aktives Zuhören sowie das Vermeiden einer unmittelbaren Interpretation der nonverbalen Erfahrungen der Klient:innen sind zentral. Es ist zielführender, günstige therapeutische Bedingungen zu schaffen für eigene Beobachtungen und Einsichten der Klient:innen, anstatt zu früh Interpretationen vorzunehmen. In der therapeutischen Behandlung sollte Geduld bewahrt und sorgfältig abgewogen werden, ob eine supportive oder eine analytische Herangehensweise angemessener ist.

Auch im musikalischen Improvisationsprozess ist eine aktiv zuhörende Haltung bedeutsam – insbesondere in den ersten Phasen, wenn Klient:innen beginnen, ihren expressiven Ausgangspunkt zu erkunden und zu formen. In diesem Zusammenhang wird Bezug auf die von Bruscia (1987) beschriebene Technik des „Floating“ genommen. Die Anpassung an den aktuellen emotionalen Zustand der Klient:innen sowie an ihre musikalische Ausdrucksweise kann eine stabile therapeutische Beziehung fördern und aufrechterhalten. Sie ermöglicht emotional bedeutsame sowie korrigierende Erfahrungen im Verlauf des Prozesses.

4.9 Fallvignette

Die folgende Fallvignette veranschaulicht die typischen Phänomene und Erfahrungen der IIMT-Arbeit:

FALLBEISPIEL

Die Klientin hatte einen akademischen Abschluss und entsprechend ihrer Ausbildung eine guten Job. Sie lebte in einer sicheren und zufriedenstellenden Beziehung. Die ersten 10 bis 15 Jahre ihres Erwachsenenlebens beschreibt sie als glücklich. Auch war sie in dieser Zeit beruflich erfolgreich. Ohne offensichtlichen, erkennbaren Grund verschlechterte sich ihre Stimmung und die depressive Symptomatik tauchte auf. Es gelang ihr zwar, eine Zeit lang ihren Beruf auszuüben, aber sie empfand es als nicht leicht. Sie hatte große Schwierigkeiten in sozialen Situationen, vor allem gab es Konflikte mit ihren Arbeitskolleg:innen und sie verlor allmählich ihre Leistungs- und Erwerbsfähigkeit. Aufgrund der Depressionen begann eine Zeit mit häufigen Krankschreibungen und einer Psychotherapie, die jedoch nicht hilfreich war. Sie empfand den psychotherapeutischen Ansatz und den Psychotherapeuten als nicht unterstützend und hilfreich. In der IIMT war sie überrascht, über die akzeptierende Haltung des Musiktherapeuten und dass alle Themen Raum erhielten. Die Klientin erzählte, dass es ihr in der Psychotherapie nicht erlaubt gewesen war, über ihre Vergangenheit oder ihre Gefühle zu sprechen. Der Psychotherapeut fokussierte nur das ‚Hier und Jetzt' und der therapeutische Prozess war auf die Zukunft ausgerichtet. Mit anderen Worten, der Psychotherapeut ließ keinen Raum für traumatische Erfahrungen in der Vergangenheit oder die Auseinandersetzungen mit erschöpfenden Gefühlen. In der IIMT ist es unmöglich, diese Art von Erfahrungen zurückzudrängen oder ihre Verarbeitung zu unterbinden. Das liegt daran, dass die klinische Improvisation ständig vorbewusste Erfahrungen reaktiviert und der Musiktherapeut keine Vermeidungshaltung gegenüber dem Umgang mit ihnen einnehmen kann. Schnell wurde klar, dass die Klientin in ihrer Kindheit und Jugend sehr traumatische Erfahrungen gemacht hatte. Diese wurden im Erwachsenenalter bisher verdrängt. Die Klientin war sowohl willens als auch in der Lage, sich mit ihren traumatischen Erlebnissen in der Vergangenheit auseinanderzusetzen und der Musiktherapeut verstand, dass dies das Hauptziel der Therapie sein musste. Ohne musikalische Vorerfahrungen konnte die Klientin ihre Erfahrungen durch Improvisationen verarbeiten. Die Improvisationen waren stimulierend und voller Symbole. Dies kann als das große Bedürfnis gesehen werden, die improvisierten Erfahrungen mit dem Therapeuten zu verbalisieren. Die Kombination von Improvisation und reflektierendem Gespräch führte zu verschiedenen Einsichten über die Gründe für ihr Leiden. Die Klientin reflektierte, dass diese Art therapeutischer Arbeit für sie der beste Weg sei, mit ihren Problemen umzugehen. Nach der Musiktherapie verzeichnete die Klientin eine deutliche Verringerung ihrer Depressionen und Ängste.

Der Therapieprozess ist ein gutes Beispiel für eine integrative Arbeitsweise, bei der die Bedürfnisse der Klientin im Mittelpunkt stehen und der therapeutische Prozess von ihnen ausgehen muss. Er zeigt ebenfalls die Stärke der klinischen Improvisation, bei der sich sowohl der Therapeut als auch die Klientin auf unerwartete Reaktionen und Erfahrungen einstellen mussten.

4.10 Qualitätsmonitoring

Im Rahmen der RCTs müssen klinisch ausgebildete Musiktherapeut:innen an einer intensiven Schulung im IIMT-Modell teilnehmen. Die Ausbildung umfasst sowohl Theorie als auch Praxis der IIMT, bestehend aus Vorträgen, Vorführungen, reflektierenden Diskussionen und Rollenspielen. In diesen werden die späteren Therapien simuliert. Ziel der Schulung ist es, ein gemeinsames Verständnis und Vokabular für die zentralen Phänomene und Konzepte des Behandlungsmodells zu schaffen sowie die Improvisationstechniken und ihre Ziele zu erlernen. Sie dauert mehr als sechs Monate mit wöchentlichen Treffen. Die Verbindung von kohärentem klinisch-theoretischem Denken und praktischem interaktivem Musizieren in therapeutisch relevanter Weise ist ein komplexes Konstrukt, das einen gewissen Zeitaufwand für das Lernen und Anwenden erfordert. Darüber hinaus spielt das „Learning by doing“ unter klinischer Aufsicht eine wichtige Rolle bei der Erlangung der klinischen Kompetenz.

Im Mittelpunkt des IIMT-Trainings stehen die oben beschriebenen Improvisationstechniken von Bruscia (1987), die absichtlich nicht mit musikalischen Begriffen bezeichnet werden. Zum Beispiel ist die Begrifflichkeit der emotionszentrierten Techniken ein völlig außermusikalischer Begriff und wird nicht streng durch eine bestimmte musikalische Geste definiert. Die veränderungsfördernden Techniken leiten die Therapeut:innen dazu an, etwas in der Musik zu tun, das die Improvisation von ihrer aktuellen Richtung ablenkt. Dies ermöglicht den Therapeut:innen mehrere Möglichkeiten, Veränderungen in der Musik einzuführen.

Unabhängig von der vorherigen Klaviererfahrung des:der Therapeut:in, braucht es Zeit, um die Grundlagen der therapeutischen Musizierpraxis und damit verbunden die Improvisationstechniken anzuwenden. Daher ist das Erlernen der IIMT am besten als ein Prozess zu verstehen und nicht als ein Kurs, der schnell abgeschlossen werden kann.

In der IIMT-Ausbildung und Supervision werden Videoaufzeichnungen von Sitzungen genutzt, um therapeutische Fähigkeiten zu vertiefen und gemeinsame Faktoren der Therapie zu analysieren. Obwohl eine videobasierte Therapiedokumentation möglich ist, reicht für klinische Musiktherapeut:innen eine schriftliche Falldokumentation aus.

5 Musiktherapiemanual zur ambulanten Behandlung von Jugendlichen mit primären Kopfschmerzen

von Alexander F. Wormit

Das Musiktherapiemanual zur ambulanten Behandlung von Jugendlichen mit primären Kopfschmerzen wurde von Julian Koenig (2016) ausgearbeitet.

5.1 Kontext der Entstehung des Manuals

5.1.1 Aktueller Forschungsstand

Während zahlreiche Studien nahelegen, dass musikmedizinische und musiktherapeutische Interventionen bei Erwachsenen einen positiven Einfluss auf die Schmerzsymptomatik haben können (Wormit, 2024), ist der Kinder- und Jugendlichenbereich wesentlich weniger umfassend untersucht (Koenig, 2016; Koenig et al., 2013a; Koenig et al., 2013b; Leins, 2006; Oelkers-Ax et al., 2008; Scheufler et al., 2021).

Scheufler et al. (2021) untersuchten die Angst- und Entspannungszustände von 48 Kindern und Jugendlichen mit verstärkten Schmerzsyndromen (Amplified Pain Syndrome, APS) im Alter von 10 bis 18 Jahren. Das APS umfasst mehrere persistierende, chronische Schmerzzustände, darunter das komplexe regionale Schmerzsyndrom, juvenile Fibromyalgie und andere muskuloskelettale und sensorische Verstärkungszustände (Sherry, 2016). Im Rahmen eines Cross-over-Designs wurden von Scheufler et al. (2021) drei Behandlungsabschnitte und drei Interventionen in einer quasi-randomisierten Reihenfolge durchgeführt. Bei den musiktherapeutischen Interventionen handelte es sich um Singen und Improvisieren von subjektiv relevanten Emotionen, die Arbeit mit Lieblingsliedern (mitsingen, bewegen und bedeutsame Textstellen) sowie geleitete Imaginationen zu live-gespielter Musik. Die Ergebnisse deuten darauf hin, dass musiktherapeutische Angebote zur Reduktion von Angst und zur Förderung von Entspannung bei pädiatrischen Patient:innen mit verstärkten Schmerzsyndromen führen.

In einer kontrollierten und randomisierten Studie schloss Leins (2006) 58 Kinder mit Migräne ein. Das dreiarmige Parallelgruppendesign verglich die Wirksamkeit der Musiktherapie (n=20) im Vergleich zu Petadolex (n=19) und einem medikamentösen Placebo (n=19, Oelkers-Ax et al., 2008). Bei Petadolex handelt es sich um ein Medikament aus Pestwurz-Extrakt, das seit Mitte Juli 2009 in Deutschland nicht mehr zur Verfügung steht (Angabe des Herstellers Weber & Weber, o. J.). Bezogen auf die Attackenfrequenz zeigten über 70,6 % der Patient:innen der Musiktherapiegruppe eine mindestens 50-prozentige Reduktion (Responderrate) nach zwölf Behandlungseinheiten (drei Monate), im Vergleich zu jeweils 26,3 % der Patient:innen aus der Petadolex- und Placebogruppe. Sechs Monate nach der Behandlung konnten im Follow-Up keine Unterschiede mehr zwischen der Musiktherapie- und Petadolex-Gruppe festgestellt werden (58,8 bzw. 53,3 % Responder). Beide Gruppen waren aber dem Placebo (33,3 % Responder) überlegen (Koenig, 2016).

Die Studie von Koenig (2016) wird im nachfolgenden Kapitel dargestellt.

5.1.2 Die Studie „JuKo“

Das Musiktherapiemanual zur ambulanten Behandlung für Jugendliche mit primären Kopfschmerzen ist im Rahmen der Studie „JuKo“ (Musiktherapie bei primären Kopfschmerzen im Jugendalter) entstanden. In einer zweiarmigen, kontrollierten Untersuchung im Parallelgruppendesign wurde von Koenig (2016) Musiktherapie im Vergleich zu einem Attention-Placebo (rhythmuspädagogisches Angebot) mit gleicher Dosis-Zeit-Relation auf seine Wirksamkeit hin überprüft.

Die primären Zielkriterien Schmerzfrequenz und -intensität wurden über jeweils acht Wochen vor der Therapie, nach Therapieende sowie ein halbes Jahr nach Abschluss der Behandlung (6-Monate Follow-Up) erhoben. Insgesamt nahmen 78 Jugendliche im Alter zwischen 12 und 17 Jahren an der Studie teil, von denen 71 das gesamte Studienprotokoll durchliefen (Mittelwert: 15,1 Jahre, SD: 1,8 Jahre). Sowohl die Teilnehmer:innen der Musiktherapie (n=34) als auch der Kontrollgruppe (n=37) zeigten eine statistisch signifikante Reduktion der Kopfschmerzfrequenz im Prä-Post-Vergleich, jedoch keine statistisch signifikante Veränderung in den weiteren Zielkriterien. Es zeigten sich keine statistisch signifikanten Unterschiede zwischen den Gruppen und somit keine Überlegenheit von Musiktherapie zu einem musikpädagogischen Angebot in der Behandlung primärer Kopfschmerzen im Jugendalter (Koenig, 2016).

5.2 Theoretische Begründung des Manuals

Bei der Konzeption des vorliegenden Manuals lieferten die Manuale für erwachsene Patient:innen mit chronischen, nicht-malignen Schmerzen (Hillecke, 2005) und für Migräne bei Kindern (Leins, 2006) die Grundlage. Bei der Manualentwicklung für Jugendliche wurden die theoretische Begründung des Konzeptes für erwachsene Schmerzpatient:innen berücksichtigt. Es orientiert sich ebenfalls an dem **Phasenmodell psychotherapeutischer Veränderung** (Howard et al., 1993) (Kap. 5.5) sowie den Konzepten des **erstarrten Bezugskorrelats** und der **gehemmten Expressivität** (Kap. 6.2.1) als zentrale Bausteine.

5.2.1 Manual für Kinder mit Migräne

Da für die Erstellung des Manuals für Jugendliche eine Adaption des Manuals für Kinder mit Migräne vorgenommen wurde, wird dieses Konzept nachfolgend zusammengefasst dargestellt.

Leins (2006) orientierte sich ebenfalls am Konzept des Phasenmodells psychotherapeutischer Veränderungen (Kap. 3.2.2, S. 30/31) sowie des „erstarrten Bezugskorrelats" und misst der „gehemmten Expressivität" eine relevante Bedeutung zu (Kap. 6.2.1). Ebenfalls wurden die musiktherapeutischen Wirkweisen (Hillecke, 2005; Hillecke et al., 2021a) in der Konzeption des Manuals übernommen (Kap. 6.2.2). Da sich die Behandlung an Kinder zwischen acht und zwölf Jahren richtete, flossen altersspezifische Schmerz- und Bewältigungskonzepte mit ein. Ebenfalls wurden familientherapeutische Überlegungen integriert. Das Behandlungskonzept umfasste zwölf Sitzungen mit drei begleitenden Familiencoachings, die einmal im Monat stattfanden (Leins, 2006; Koenig, 2016). Das Familiencoaching fokussierte die Würdigung bisheriger Bewältigungsstrategien und den Umgang mit Schmerzverhalten innerhalb der Familie bzw. der Eltern. Weiter wurde der Umgang der Familie mit Leistung, Gefühlen und Konflikten sowie die Nähe-Distanz-Regulation thematisiert. Die Gespräche dienten auch zur Bewertung des Therapieverlaufs sowie zum Alltagstransfer (Leins, 2006). Tabelle 5.1 stellt das Behandlungsmanual dar, das vom Autor entsprechend den musiktherapeutischen Techniken nach von Moreau et al. (2013) und Baumann et al. (2006) modifiziert wurde.

Tabelle 5.1: Struktur und Ziele der musiktherapeutischen Behandlung von Kindern mit Migräne (Koenig, 2016, S. 112; Leins, 2006, S. 142–143; im Bereich der musiktherapeutischen Techniken entsprechend angelehnt an von Moreau et al, 2013 sowie Baumann et al., 2006)

Phase 1: Verbesserung des subjektiven Wohlbefindens (4 Sitzungen)		
Modul / Ziel	**spezifische Faktoren**	**musiktherapeutische Techniken**
Beziehungsarbeit	Aufbau einer therapeutischen Beziehung über das gemeinsame Spiel	musikzentrierte Improvisationen (z. B. Kontaktspiele, musikalischer Dialog)
Aktivierung von erinnertem Wohlbefinden	musikalisch gestützte Ressourcenaktivierung	themenzentrierte rezeptive Interventionen (Klang- und Fantasiereisen mit Instrumenten, denen positive Gefühle zugeordnet wurden)
Körperwahrnehmung trainieren (z. B. Erschöpfung / Ruhebedürfnis)	musikalisches Aufgreifen, Wiederspiegeln und damit Bewusstmachen von Körper und Körpersprache	Musik und Bewegung, musikzentrierte Improvisationen (z. B. Bodypercussion), themenzentrierte rezeptive Interventionen (Körperreisen)

Phase 2: Verringerung der Symptome (5 Sitzungen)		
Modul / Ziel	**spezifische Faktoren**	**musiktherapeutische Techniken**
Arbeit am Symptom	Externalisierung des Schmerzes durch musikalische Gestaltung	themenzentrierte Improvisationen (Schmerz, Emotionen)
Arbeit an der gehemmten Expressivität	musikalische Flexibilisierung, musiktherapeutisch imaginative Aktivierung und Reinszenierung / Aufbau von Alternativen	musikalische Darstellung von Basisemotionen und schmerzrelevanten Emotionen, freie Improvisationen (Fokus auf Intensivierung und Veränderung), konfliktorientierte Rollenspiele (musikalische Familiensymbolisierung)

Phase 3: Steigerung des aktuellen Funktionsniveaus (3 Sitzungen)		
Modul/Ziel	**spezifische Faktoren**	**musiktherapeutische Techniken**
Erprobung und Implementierung flexiblerer Verhaltens- und Erlebensweisen	spielerisches Einüben adäquater Interaktionsformen durch nonverbale Techniken	themenzentrierte Improvisationen (Emotionen), problem- und konfliktorientierte Rollenspiele
Generalisierung	Stabilisierung des Erreichten und Abschied	themenzentrierte Improvisationen (z.B. Behandlungsevaluation solistisch)

5.2.2 Kurz- und längerfristige Wirkweisen der Musiktherapie

Koenig (2016) stellt in seiner Arbeit die kurzfristigen und längerfristigen Wirkweisen nach Hillecke (2005) zusammen (Kap. 6.2.2):

- **Kurzfristige Wirkweisen:** Sie umfassen die ablenkenden, angstlösenden, schmerzreduzierenden und entspannenden Effekte während der therapeutischen Musik. Dabei kommen die Regulierungsfähigkeiten von Aufmerksamkeit und Emotion direkt und unmittelbar zum Tragen.
- **Längerfristige Wirkweisen:** Es werden sieben Aspekte unterschieden: die Induktion von Emotionen sowie die Förderung von Imaginationen durch Musik, die *musikalische Flexibilisierung*, die kommunikative Erfahrung im musikalischen Zusammenspiel, die kreative Aktivierung durch die Ausübung von Musik, die Beeinflussung der psychomotorischen Abläufe und motorischen Bewegungen sowie die Konditionierung durch Musik. Sie sind langandauernder und daher von indirekter Natur.

Musikalische Flexibilisierung
Psychosoziale Erstarrungen spiegeln sich in einer starren musikalischen Spielweise wider. Patient:innen verwenden in ihrer musikalischen Spielweise z.B. nur einen kleinen Tonraum und können Veränderungen in der Lautstärke oder im Tempo nicht mitgehen. Auch fällt es ihnen schwer, musikalisch in Kontakt mit Spielpartner:innen (z.B. Musiktherapeut:in) zu

treten. Je höher die musikalische Starrheit ausgeprägt ist, desto mehr sind Patient:innen musikalisch auf sich bezogen.
Die längerfristigen Wirkweisen unterstützen die Auflösung der starren musikalischen Spielweise. Je flexibler und offener Patient:innen im musikalischen Ausdruck und in der musikalischen Beziehungsgestaltung werden, desto mehr nimmt die Hemmung in den Kategorien des „erstarrten Bezugskorrelats" ab (Busch, 2005). Parallel zur musikalischen Flexibilisierung entwickelt sich ein flexibler Umgang in der Regulierung von Emotionen, die eine Veränderung des Schmerzerlebens und damit verbunden eine Verringerung der Schmerzintensität bzw. -stärke hervorruft (Kap. 5.8.5, Modul 5: Emotionsregulation).

5.3 Primäre Kopfschmerzen bei Kindern und Jugendlichen

Die Klassifikation der unterschiedlichen Kopfschmerztypen erfolgt durch die ICHD-3-Kriterien (International Classification of Headache Disorders, s. DMGK, 2024). Die nachfolgenden Klassifizierungen sind aus dem Update primärer Kopfschmerzen bei Kindern und Jugendlichen von Bonfert et al. (2019) entnommen:

Die überwiegende Zahl der primären Kopfschmerzen umfasst eine Migräne, einen Spannungskopfschmerz oder einen „Mischtyp" von Migräneepisoden und Spannungskopfschmerzen. Insgesamt berichten über 80 % der Jugendlichen von mindestens einer Kopfschmerzepisode im Monat.

- **Migräne:** Bei 10 bis 20 % der Kinder und Jugendlichen kann anhand der ICHD-3-Kriterien eine Migräne diagnostiziert werden, bei weiteren 15 % liegt eine Migräne wahrscheinlich vor und 0,1 % haben eine chronische Migräne. Bei 30 bis 60 % der Patient:innen schwächt die Migräne ab, bei einem Drittel dieser Patient:innen kann die Symptomatik ab dem 30./40. Lebensjahr wieder auftreten.
  Charakteristisch treten bei der Migräne wiederholt Kopfschmerzen von mittlerer bis hoher Intensität auf. Im Kindes- und Jugendalter handelt es sich in 60 bis 80 % der Fälle um eine Migräne ohne Aura. Folgende klinische Besonderheiten werden in jungem Alter berücksichtigt:
  - Dauer der Kopfschmerzattacken kürzer als 2 Stunden (Diagnosekriterien umfassen eine Dauer zwischen 2 und 72 Stunden)

- i.d.R. frontale Lokalisation
- Schmerzstärke gemessen mit numerischer Ratingskala (NRS) liegt über 6 (Kap. 6.8.1, S. 138)
- häufiges Auftreten vegetativer Symptome wie Übelkeit, Erbrechen oder „nur" abdominellem Schmerz.

Die Migräne beginnt oft in den Morgenstunden und führt zu einem Rückzug mit Abschottung sowie einer strikten Vermeidung von körperlicher Aktivität. Während der Migräne besteht ein hoher Schlafdrang. Vorläufersymptome, wie z.B. Stimmungsschwankungen, Konzentrationsstörungen, Appetitlosigkeit, Heißhungerattacken, Müdigkeit, auffallende Schwäche, Lichtempfindlichkeit, häufiger Harndrang, Nackenschmerzen oder -steife treten häufig auf.

- **Spannungskopfschmerz:** Gemäß den ICHD-3-Kriterien liegt die Häufigkeit von Spannungskopfschmerzen bei 50%, dabei leiden ca. 1% dieser Patient:innen an täglichen Kopfschmerzen.

Spannungskopfschmerzen sind im Vergleich zur Migräne von geringerer Intensität und treten wiederholt, episodisch oder chronisch auf. Sie zeigen keine kontinuierliche Verschlechterung, führen weniger zu einer Beeinträchtigung des Allgemeinzustands und können durch körperliche Aktivität sowie Ablenkung verringert werden.

- **Kopfschmerz vom Mischtyp:** 20% der Patient:innen geben eine Mischung aus Migräne und Spannungskopfschmerz an.

5.4 Behandlung von Kopfschmerzen im Kindes- und Jugendalter

Die nachfolgenden Ausführungen sind aus dem Update primärer Kopfschmerzen bei Kindern und Jugendlichen von Bonfert et al. (2019) entnommen:

Um Chronifizierung von Kopfschmerzen im jungen Alter vorzubeugen, sollten früh Strategien zur Prävention eingesetzt werden. Dabei ist es wichtig, die dynamischen Reifungsprozesse des Gehirns zu berücksichtigen, die mit entwicklungsspezifischer Vulnerabilität verbunden sind.

Nach dem ärztlich geführten Diagnostikgespräch findet die Festlegung der Therapieziele statt. Diese werden im Sinne eines maßgeschneiderten Therapiekonzepts gemeinsam mit Patient:innen erarbeitet und diskutiert. Diese Vorgehensweise setzt eine hohe Compliance und Selbstverantwortlichkeit voraus, die jedoch altersspezifisch anzupassen ist. Therapieziele sind i. d. R.:

- Reduktion der Kopfschmerzfrequenz (um mind. 2 Tage im Monat) und der einzelnen Kopfschmerzepisode (auf weniger als 1 bis 2 Stunden)
- Verringerung der Alltagseinschränkungen und Verbesserung der Lebensqualität
- Verbesserter Umgang mit Schmerzen
- Vermeidung von Chronifizierung und Vermeidungsstrategien
- Vermeidung eines Medikamentenmissbrauchs

In der Behandlung von Kindern und Jugendlichen mit primären Kopfschmerzen und deren Bezugspersonen ist ein interdisziplinäres „dreidimensionales" Team aus Psychologie, Pädiatrie und Physiotherapie sinnvoll, wenn die ärztliche Basisversorgung nicht ausreicht bzw. wenn es sich um einen „nicht unkomplizierten" Verlauf handelt. Das multimodale Therapiekonzept basiert auf der Grundlage des biopsychosozialen Schmerzmodells (Kap. 6.2.1). Bei chronischen Kopfschmerzen sollten vor Beginn einer medikamentösen Behandlung (Pharmakoprophylaxe) die Möglichkeiten psychologischer und nicht medikamentöser Maßnahmen ausgeschöpft werden.

Psychologische Interventionen umfassen Stressverarbeitung, Verbesserung der Selbst- und Körperwahrnehmung, Erarbeiten von Copingstrategien sowie Stärkung der Autonomie.

In der **Physiotherapie** werden Verspannungen im Nacken- und Schulterbereich behandelt. Zentrale Behandlungsgrundlage bildet das Konzept des trigeminozervikalen Komplexes und umfasst Anwendungen von physiotherapeutischen Dehnungsübungen kombiniert mit Wärmebehandlungen, Triggerpunktmassage sowie Muskel-Biofeedback.

Komplementärmedizinische Therapieoptionen orientieren sich bisher an den Möglichkeiten für Erwachsene und können ggf. auch bei Jugendlichen angewandt werden: Aerober Ausdauersport, Akupunktur oder Homöopathie. Künstlerische Therapieansätze wie z. B. Musiktherapie finden, auch aufgrund der Evidenzbasierung (Kap. 5.1.1), bisher keine Erwähnung.

Reichen psychologische und nicht medikamentöse Interventionen nicht aus, könnte eine **Pharmakoprophylaxe s**innvoll sein. Bei Kindern und Jugendlichen mit primären Kopfschmerzen wird diese Indikation i. d. R. zurückhaltend gestellt. Einsetzbar ist die medikamentöse Prophylaxe bei

- hoher Attackenfrequenz
- Einschränkungen der Alltagsfunktionen, Aktivitäten und in der Lebensqualität
- schwacher Wirksamkeit, Unverträglichkeit oder Überdosierung der Akutmedikation (wie z.B. Ibuprofen oder Naproxen)
- Kontraindikation für Akutmedikamente
- überdurchschnittlich langer Verlauf der Migräne

Da bisher kein Medikament für die Behandlung für Kinder und Jugendliche zugelassen ist, kann als Option auf die Medikation von Erwachsenen zurückgegriffen werden, wie z.B. Flunarizin oder Magnesium.

5.5 Struktur und Ziele des Manuals

Wie bei den weiteren im Buch vorgestellten Behandlungsmanualen bei Depressionen im Jugendalter (Kap. 3) und bei chronischen, nicht-malignen Schmerzen bei Erwachsenen (Kap. 6) wird das Phasenmodell psychotherapeutischer Veränderung (Kap. 3.2.2, S. 30/31) als Rahmen verwendet. Das Manual gliedert sich in drei Behandlungsphasen mit folgenden Schwerpunkten (Tabelle 5.2): Verbesserung des subjektiven Wohlbefindens (zwei Sitzungen), Verringerung der Symptome (zwei bis drei Sitzungen) und Steigerung des allgemeinen Funktionsniveaus (eine bis zwei Sitzungen). Jede Behandlungsphase umfasst drei Module, denen bestimmte Behandlungsziele und musiktherapeutische Techniken zugeordnet sind. Die Behandlungsphasen bauen zwar aufeinander auf, können aber flexibel angepasst werden, um die individuelle Entwicklung der Patient:innen im Therapieprozess zu ermöglichen. Die Phasen sind nicht als geschlossene Sitzungseinheiten zu verstehen, sondern können sich überlappen.

Hauptziele des Behandlungsmanuals sind die Verringerung der Kopfschmerzhäufigkeit pro Monat, der Schmerzstärke sowie der Dauer der Kopfschmerzen und der Beeinträchtigung durch die Kopfschmerzen.

Tabelle 5.2: Struktur und Ziele der musiktherapeutischen Behandlung von Erwachsenen mit chronischen, nicht-malignen Schmerzen (Koenig, 2016, im Bereich der musiktherapeutischen Techniken entsprechend angelehnt an von Moreau et al., 2013 sowie Baumann et al., 2006)

Phase 1: Verbesserung des subjektiven Wohlbefindens (2 Sitzungen)		
Modul/Ziel	**spezifische Faktoren**	**musiktherapeutische Techniken**
Beziehungsarbeit	Aufbau einer therapeutischen Beziehung über das gemeinsame Spiel	musikzentrierte Improvisationen (z. B. Kontaktspiele, musikalischer Dialog)
Aktivierung von erinnertem Wohlbefinden	musikalisch gestützte Ressourcenaktivierung	themenzentrierte, rezeptive Interventionen (Klang- und Fantasiereisen mit Instrumenten, denen positive Gefühle zugeordnet wurden)
Training der Körperwahrnehmung	musikalisches Aufgreifen, Wiederspiegeln und damit Bewusstmachen von Körper und Körpersprache	Musik und Bewegung, musikzentrierte Improvisationen (z. B. Bodypercussion), themenzentrierte, rezeptive Interventionen (Körperreisen)

Phase 2: Verringerung der Symptome (2–3 Sitzungen)		
Modul/Ziel	**spezifische Faktoren**	**musiktherapeutische Techniken**
Arbeit am Symptom	Externalisierung des Schmerzes durch musikalische Gestaltung	themenzentrierte Improvisationen (Schmerz)
Emotionsregulation	musikalische Flexibilisierung	musikalische Darstellung von Basisemotionen und schmerzrelevanter Emotionen, freie Improvisationen (Fokus auf Intensivierung und Veränderung)
Arbeit an der gehemmten Expressivität	emotionale Aktivierung, musiktherapeutisch imaginative Aktivierung und Reinszenierung/Aufbau von Alternativen	konfliktorientierte Rollenspiele (musikalische Symbolisierung des kopfschmerzrelevanten Umfelds)

Phase 3: Steigerung des aktuellen Funktionsniveaus (1–2 Sitzungen)		
Modul / Ziel	**spezifische Faktoren**	**musiktherapeutische Techniken**
Erprobung und Implementierung flexiblerer Verhaltens- und Erlebensweisen	spielerisches Einüben adäquater Interaktionsformen durch nonverbale Techniken	problem- und konfliktorientierte Rollenspiele
Transfer in den Alltag	verbal	Erprobung von Handlungsalternativen im Alltag als Hausaufgabe
Generalisierung	Stabilisierung des Erreichten und Ablösung von Patient:in und Therapeut:in	themenzentrierte Improvisationen (z. B. Behandlungsevaluation solistisch)

Im Folgenden werden zunächst die Rahmenbedingungen der Behandlung dargelegt, um anschließend die Behandlungsphasen mit ihren jeweiligen Modulen, Zielen und musiktherapeutischen Techniken darzustellen.

5.6 Rahmenbedingungen der Behandlung

5.6.1 Diagnostik und Zuweisung

Die Diagnostik von Jugendlichen wird von Ärzt:innen oder Kinder- und Jugendpsychotherapeut:innen übernommen, die den Jugendlichen zusätzlich zu ihrer Behandlung eine Musiktherapie empfehlen können. Das Manual ist als eigenständiges Therapieangebot konzipiert. Das bedeutet, dass die Jugendlichen parallel keine andere Behandlung haben. Bei Bedarf können systematisch Medikamente eingenommen werden. Aufgrund der so bereits gestellten Diagnose kann auf die im Arztbrief enthaltene Anamnese zurückgegriffen werden. Im Rahmen des Erstgesprächs bedarf es daher in der Regel nur einer kurzen Anamnese, die sich auf biografische, soziale, schmerzspezifische und musikalische Aspekte konzentriert.

5.6.2 Setting und Dosis

Die Musiktherapie wird im Einzelsetting durchgeführt. In der Regel wird über die Dauer von sechs Wochen eine Sitzung pro Woche mit einer Sitzungsdauer von 90 Minuten durchgeführt. Jedes Modul des Manuals kann über mehrere

Sitzungen gehen. Begleitend finden nach Sitzung zwei, vier und sechs Eltern- bzw. Familiengespräche statt. Die Länge der einzelnen Module kann durch die Therapeut:innen individuell auf Basis der Ressourcen, Fähigkeiten, Herausforderungen und Bedürfnissen der Jugendlichen angepasst werden.

5.6.3 Räume und Ausstattung

Zur Grundausstattung des Einzeltherapieraums für Musiktherapie gehören ein Teppich, drei Stühle, ein Deckenstrahler für gedämpftes Licht, zwei Wolldecken und ein Abspielgerät mit Lautsprecher (ggf. zusätzlich ein Aufnahmegerät, USB-Lautsprecher, WLAN-Zugang) und folgendes standardisiertes Instrumentarium: ein Klavier, ein Vibraphon, zwei Paar Mallets, zwei Paar Paukenschlägel, ein Becken, ein Gong, eine Schlitztrommel, ein Cajon, eine Djembe, eine Conga, eine Cowbell, ein Woodblock, ein Shaker, eine Guiro, ein Paar Claves und eine Rahmentrommel (Koenig, 2016).

5.7 Grundlegende Prinzipien der Beziehungsgestaltung

Sowohl qualitative Untersuchungen (Campbell & Simmonds, 2011) als auch Metaanalysen bestätigen die therapeutische Beziehung in der psychotherapeutischen Arbeit mit Jugendlichen als einen wichtigen Wirkfaktor (McLeod, 2011). Besonders der Therapiebeginn ist für den Aufbau von Vertrauen bedeutsam. Dieses kann durch therapeutisches Verhalten wie Empathie, Zuverlässigkeit, Verständnis, Verschwiegenheit etc. gefördert werden. Ebenso unterstützt ein transparentes, zielorientiertes und dennoch flexibles Vorgehen die Beziehungsgestaltung mit Jugendlichen. Auch der Einbezug von persönlichen Interessen und Kompetenzen sowie die Übertragung von Verantwortung können für den Therapieprozess hilfreich sein (Gibson et al., 2016; Mackowiak, 2007).

Die grundlegenden Prinzipien der Beziehungsgestaltung dieses Manuals basieren auf einem ressourcenorientierten Menschenbild und folgen humanistischen (Musik-)Therapie-Ansätzen (Rogers, 1976; Rolvsjord, et al. 2005b; Rolvsjord, 2010). Der:die Musiktherapeut:in sollte

- eine gleichberechtigte und vertrauensvolle therapeutische Beziehung gestalten,
- authentisch sein und das therapeutische Vorgehen transparent machen,

- die (musikalische) Identität der Patient:innen respektieren,
- Patient:innen Akzeptanz, Verständnis und Wertschätzung entgegenbringen und als Expert:innen ihrer selbst wertschätzen,
- am Ziel des gegenwärtigen Prozesses ausgerichtet agieren (verbal und musikalisch),
- positive Erfahrungen anbieten und Feedback sowie Unterstützung anbieten.

5.8 Beschreibung der Ziele und des Ablaufs der Behandlungsmodule

Die erste Behandlungsphase umfasst zwei Behandlungseinheiten und beinhaltet die Module **Beziehungsarbeit** (Kap. 5.8.1), **Aktivierung von erinnertem Wohlbefinden** (Kap. 5.8.2) und **Training der Körperwahrnehmung** (Kap. 5.8.3). Der Fokus in der Beziehungsarbeit liegt im Aufbau der therapeutischen Beziehung über das gemeinsame Spiel. Das Aktivieren von erinnerbarem Wohlbefinden unterstützt die musikalisch gestützte Ressourcenaktivierung und das Körperwahrnehmungstraining, das Bewusstmachen von Körper und Körpersprache.

In der zweiten Behandlungsphase werden in zwei oder drei Behandlungseinheiten die Module **Arbeit am Symptom** (Kap. 5.8.4), **Emotionsregulation** (Kap. 5.8.5) und **Arbeit an der gehemmten Expressivität** (Kap. 5.8.6) umgesetzt. Die musikalische Flexibilisierung der Jugendlichen ermöglicht eine emotional-musikalische Externalisierung des Schmerzes. Zur emotionalen Flexibilisierung werden soziale Rollen und Konfliktsituationen nachgespielt und erfahren.

Die dritte, abschließende Behandlungsphase verwendet die Module **Erprobung und Implementierung flexiblerer Verhaltens- und Erlebensweisen** (Kap. 5.8.7), **Transfer in den Alltag** (Kap. 5.8.8) und **Generalisierung** (Kap. 5.8.9). Dabei werden in einer oder zwei Behandlungseinheiten adäquate Interaktionsformen durch nonverbale Techniken eingeübt und das „Erreichte" stabilisiert.

Die in Tabelle 5.3 inhaltlichen Ausrichtungen der einzelnen Module sind von Koenig (2016) entnommen. In den Ablaufbeschreibungen der Behandlungsmodule (graue Kästen) wird durchgängig die weibliche Form „Therapeutin" und männliche „Patient" verwendet.

Tabelle 5.3: Übersicht über die Module des Manuals (Koenig, 2016, S. 134)

Phase	Module	Titel/inhaltliche Ausrichtung
Phase 1	Modul 1	Beziehungsarbeit
	Modul 2	Aktivierung von erinnertem Wohlbefinden
	Modul 3	Training der Körperwahrnehmung
Phase 2	Modul 4	Arbeit am Symptom
	Modul 5	Emotionsregulation
	Modul 6	Arbeit an der gehemmten Expressivität
Phase 3	Modul 7	Erprobung und Implementierung flexiblerer Verhaltens- und Erlebensweisen
	Modul 8	Transfer in den Alltag
	Modul 9	Generalisierung

5.8.1 Modul 1: Beziehungsarbeit

Dieses Modul unterstützt das Kennenlernen und Aufbauen einer vertrauensvollen Atmosphäre zwischen Therapeut:in und Patient:in. Auf der musikalischen Ebene bietet der:die Therapeut:in Kommunikationsspiele an, um die Beziehung auf nonverbaler Ebenen zu entwickeln und ein Kennenlernen der Instrumente sowie deren Spielweise zu ermöglichen.

Beziehungsarbeit

Musiktherapeutische Techniken (modifiziert nach von Moreau et al., 2013)

- Musikzentrierte Improvisation (Kommunikationsspiele)
- Wiederkehrendes Lied (Begrüßungsmusik)

Musikzentrierte Improvisation (Kommunikationsspiele)
Aufbau einer therapeutischen Beziehung durch die Entwicklung von Dialogen aus dem musikalischen Spiel.

Tipps: Einsatz von Aufmerksamkeits- und Merkspielen bei jüngeren Patienten, Frage-Antwort-Spiele bei älteren. Werden beide Angebote nicht angenommen, kann das gemeinsame Hören von mitgebrachter, eigener Musik hilfreich sein.

Begrüßungsmusik (optional einsetzbar)
Schaffen eines rituellen und standardisierten Rahmens, der zu Beginn der Therapiesitzung Struktur und Orientierung vermittelt. Gemeinsame Komposition mit persönlicher Ansprache der Patienten im Liedtext (Dauer ca. 2 Minuten)

Tipp: Insbesondere bei jüngeren Patienten sinnvoll, je nach Alter und Entwicklungsstand anpassen

Gemeinsame Erarbeitung eines Wohlfühlbildes (Voraussetzung für Modul 2)
Im therapeutischen Gespräch wird ein Wohlfühlbild erarbeitet, das eine positive Erfahrung vor der Kopfschmerzerkrankung oder eine schmerzfreie Episode sein kann. Es soll möglichst lebhaft und detailliert beschrieben sowie sensorisches Erleben wie Wärme-/Kälteerleben integriert werden.

5.8.2 Modul 2: Aktivierung von erinnertem Wohlbefinden

Modul 2 „Aktivierung von erinnertem Wohlbefinden" setzt die Erarbeitung eines Wohlfühlbildes in Modul 1 voraus. Bewältigungsstrategien im Sinne einer Identifizierung von Copingstrategien und die Wiedererinnerung an Wohlbefinden sollen ermittelt und verstärkt werden.

Aktivierung von erinnertem Wohlbefinden

Musiktherapeutische Techniken (modifiziert nach von Moreau et al., 2013)
- Musiktherapeutische Entspannung (aufbauend auf Selle, 2004)
- Themenzentrierte rezeptive Intervention (Wohlfühlbild)

Musiktherapeutische Entspannung
Umsetzung der Progressiven Muskelrelaxation nach Jacobson (1938) speziell für jugendliche Kopfschmerzpatient:innen mit dem Fokus auf die häufig involvierten Muskelpartien im Bereich der Halswirbelsäule und der Gesichtsmuskulatur (s. S. 108/109). Der Patient liegt während der Entspannungsinduktion auf einem Sitzsack und die Therapeutin gibt musikalische Cues für An- und Entspannung auf dem Vibraphon.

Tipps: Parallel zur verbalen Induktion der Anspannung kann die übermäßige Quint von C also C/Gis gleichzeitig angeschlagen und klingen gelassen werden. Bei der nachfolgenden verbalen Entspannungsinduktion kann das Gis über G zu einer reinen Quint und musikalisch im Wechselschlag zwischen C und G aufgelöst werden. Auch dieses Intervall nach dem Anschlagen ausklingen lassen. Dann folgt wieder der musikalische Cue für Anspannung etc....

Themenzentrierte rezeptive Intervention (Wohlfühlbild)
Diese Technik folgt direkt und i.d.R. ohne Pause nach der musiktherapeutischen Entspannung. Die Therapeutin umrahmt musikalisch das in Modul 1 erarbeitete Wohlfühlbild und kann das Bild zu Beginn verbal unterstützend ein- und ausleiten. Je nach Kontext und Differenziertheit des Wohlfühlbildes kann die Intervention ca. zehn Minuten dauern.

Tipp: Für die verbale Aufarbeitung des Erlebens während der Entspannung sollte genügend Zeit einplant werden.

Auszug aus der Entspannungsinstruktion:

Schließe bitte die Augen und richte deine Aufmerksamkeit ganz auf deinen Körper, achte darauf, wie sich deine Schultern anfühlen, dein Nacken und dein Rücken. Lass deine Muskeln so locker wie möglich und atme gleichmäßig ein und wieder aus.

(...)

Versuch dich mit jedem Ausatmen noch ein wenig mehr zu entspannen.

Presse jetzt Ober- und Unterkiefer fest zusammen und beiße dabei die Backenzähne aufeinander, kneife gleichzeitig die Augen fest zusammen und spanne die Gesichtsmuskeln an, indem du eine Grimasse machst. Halte diese Spannung für einen Moment lang fest. Lass jetzt die Spannung los und bemerke wie die Anspannung aus dem gesamten Gesicht weicht und Platz macht für die Entspannung, die sich langsam immer weiter ausbreitet im Bereich der Kiefer und Wangen, der Augen, der Stirn, und der Kieferdecke. Überlasse dich der Entspannung. Beobachte, wie sich dieses angenehme Gefühl der Entspannung weiter vertieft, und genieße diesen Zustand der inneren Ruhe und Entspannung. Achte auf deine Atmung, sie ist gleichmäßig und ruhig.

Achte auf den Unterschied zwischen Anspannung und Entspannung, bemerke die Lockerung und Lösung der Muskeln. Genieße das zunehmende Gefühl der Entspannung und der inneren Ruhe.

Richte deine Aufmerksamkeit nun auf die Muskulatur im Schulter- und Nackenbereich, bewege jetzt dein Kinn nach unten in Richtung Brust und zieh gleichzeitig beide Schultern nach oben, halte diese Spannung bitte einen Moment lang fest. Löse jetzt die Anspannung, indem du Kopf und Schultern langsam wieder in die Ausgangsposition bringst. Achte auf die Entspannungsgefühle in den Schultern und lass die Muskulatur locker werden.

Die Muskeln in deinem gesamten Körper werden immer lockerer, achte darauf, wie sich das Gefühl der Entspannung immer mehr vertieft.

Registriere das gleichmäßige Ein- und Ausströmen deines Atems und genieße das angenehme Gefühl der Entspannung und der inneren Ruhe.

5.8.3 Modul 3: Training von Körperwahrnehmung

Die Anwendung des Moduls sensibilisiert die Wahrnehmung des eigenen Körpers, die Körperempfindungen und die Schmerzlokalisation der Patient:innen. Fähigkeiten zu Selbstregulation sollen musikalisch durch sensorische Stimulation entwickelt werden.

Training der Körperwahrnehmung

Musiktherapeutische Techniken (modifiziert nach von Moreau et al., 2013)

Einfache Klangintervention (am Gong)
Zur Vorbereitung der Intervention muss der Mittelpunkt des Gongs auf die Körperhöhe des Patienten eingestellt werden. Die Therapeutin spielt den Gong kurz an und der Patient kann während des Spiels die Schwingungen durch Handberührungen erproben.
Die Therapeutin stellt sich schräg neben den Gong mit Blick auf den Patienten. Der Gong wird mit einem großen Schlägel vorsichtig auf der Rückseite des Gongs angespielt.
Aufgabe der Intervention ist das schrittweise, ganz langsame Zubewegen zum Gong und die Wahrnehmung an welchen Stellen des Körpers die

Schwingungen des Gongs wahrgenommen werden (angenehm/unangenehm). Dabei können die Augen offen oder geschlossen bleiben. Wenn das Gefühl entsteht, dass sich etwas ändert, soll der Patient stehen bleiben. Die Therapeutin bietet dann an, die Position zum Gong zu verändern – vor dem Gong stehen bleiben, sich drehen, Gesicht dem Gong zu- oder vom Gong abwenden. Der Patient kann das Instrument mit Handberührung selbst zur Stille bringen und damit die Klangintervention beenden.
Im therapeutischen Nachgespräch sollen die Körperstellen, an denen der Patient die Schwingungen des Gongs wahrnahm, und das Empfinden (angenehm/unangenehm) reflektiert werden.

Tipps:

- Während der Klangintervention geht die Therapeutin auf individuelle Bedürfnisse des Patienten ein (z.B. Regulation der Dynamik und des Tempos).
- Regulationsmöglichkeiten des Patienten: Abstand zum Gong, durch Berührung mit der Hand kann die Intensität der Schwingung verringert oder beendet werden, zur Vergewisserung zwischendurch die Augen öffnen oder bei Schwindelgefühl Möglichkeiten zum Festhalten finden.
- Die Therapeutin kann bei Bedarf nachfragen, ob es dem Patienten gutgeht oder was verändert werden muss, damit sich die Wahrnehmung bzw. das Erleben verbessert.
- Wenn der Gong als Instrument für die Klangwahrnehmung des Patienten nicht angenommen wird, kann das Standbecken mit verschiedenen Schlägeln (z.B. mit weichem oder hartem Kern) verwendet werden.

Wichtig: Im Rahmen der ersten Behandlungsphase sollten die Module 1 und 2 in der ersten 90-minütigen Sitzung eingesetzt werden. Während in der zweiten Sitzung Techniken aus Modul 1 wie das Erarbeiten eines Wohlfühlbilds oder möglicherweise auch das Begrüßungslied wegfallen, wird nur Modul 2 komplett weitergeführt und Modul 3 kommt hinzu.
Nach den ersten beiden Sitzungen findet das erste von drei Eltern- bzw. Familiengesprächen statt.

5.8.4 Modul 4: Arbeit am Symptom

Das Modul „Arbeit am Symptom“ befasst sich mit der musikalischen Darstellung der Schmerzsymptomatik und der damit verbundenen Flexibilisierung von Emotionen. Über die musikalische Gestaltung kann der Schmerz externalisiert und somit hörbar werden. Dies hilft der Umdeutung und Aufmerksamkeitsdefokussierung.

Arbeit am Symptom

Musiktherapeutische Techniken (modifiziert nach von Moreau et al., 2013)

Themenzentrierte Improvisation (Schmerz)
In der zentralen Technik des Behandlungsmanuals werden im therapeutischen Gespräch das Erleben und Empfinden von Schmerzen besprochen, auf Musikinstrumente übertragen und musikalisch gestaltet. Im Kontrast zum subjektiven Schmerzerleben kann eine musikalische Umsetzung des Themas „Schmerzfreiheit“ alternativ angeboten werden.

Tipps:
- einzusetzende Instrumente: Percussion-, Melodie- und Kleininstrumente
- Unterschiede in den ICHD-3-Kriterien berücksichtigen (Schmerzqualität, Lokalisation, Begleiterscheinungen wie z. B. Licht-, Geräusch-, visuelle Hypersensibilität – Kap. 5.3)
- Vorschläge zur Verbalisierung und zur musikalischen Externalisierung des Schmerzes (Leins, 2006): „Wie klingt denn der Herr Schmerz?“ oder „Welches ist die Lieblingsmusik des Migränemonsters?“

5.8.5 Modul 5: Emotionsregulation

Durch die „Emotionsregulation“ werden die Basisemotionen Freude, Wut, Trauer und Angst sowie deren Variation zur emotionalen Flexibilisierung musikalisch dargestellt. Die Fokussierung der Basisemotionen unterstützt die Auflösung des erstarrten Bezugskorrelats (Kap. 6.2.1) und der musikalischen Starrheit (Kap. 6.2.2).

Emotionsregulation

Musiktherapeutische Techniken (modifiziert nach von Moreau et al., 2013)

Themenzentrierte Improvisation (Basisemotionen)
Im therapeutischen Gespräch besprochene und ausgewählte Basisemotionen werden musikalisch gestaltet. Nach der Festlegung der musikalischen Spielweise und des musikalischen Charakters der Basisemotionen werden die Instrumente von dem Patienten und der Therapeutin ausgewählt. Zur musikalisch-emotionalen Flexibilisierung sollen darauf aufbauend die musikalischen Parameter (z. B. Dynamik und/oder Tempo) variiert werden, um die schmerzrelevanten Emotionen noch intensiver erlebbar zu machen.

Tipps:
- Häufig ausgewählte Instrumente: Freude – Klavier, Vibraphon, Cowbell; Wut – Pauke, Guiro, Cajon; Trauer/Wut – Becken, Gong, Schlitztrommel
- Maladaptive Basisemotionen können durch Ein- und Ausleitung bearbeitet werden. Es empfiehlt sich eine A-B-A-Form, die mit einer positiven Emotion beginnt und endet, z. B. Freude – Wut – Freude. Diese Form kann beliebig variiert und erweitert werden, z. B. in eine A-B-C-A-Form: Freude, Wut, Trauer, Freude usw.

5.8.6 Modul 6: Arbeit an der gehemmten Expressivität

Das Modul bearbeitet das kopfschmerzrelevante soziale Umfeld durch musikalische Symbolisierung und fördert dadurch die emotionale Aktivierung. Weiter wird die Entwicklung von Handlungsalternativen unterstützt, die ausschließlich verbal begleitet werden und zur Vorbereitung für die dritte Behandlungsphase dienen.

Arbeit an der gehemmten Expressivität

Musiktherapeutische Techniken (modifiziert nach von Moreau et al., 2013)

Problem- bzw. konfliktzentriertes Rollenspiel
Die Therapeutin und der Patient übernehmen musikalisch Rollen aus dem familiären, freundschaftlichen oder schulischen Umfeld. Die Musikinstrumente dienen dabei als Symbolträger. Mit Hilfe des musikalischen Streitens können Konflikte und maladaptive Beziehungsformen nonverbal dargestellt und bearbeitet werden.

Tipps:
- häufige Konfliktinhalte: z.B. Nein-Sagen dürfen, kontrollierte Abgrenzung zu Überlastungssituationen
- Die verbale Entwicklung von alternativen Alltagshandlungen dient zur Vorbereitung eines „Handlungskoffers" zum Mitnehmen für die dritte Behandlungsphase (speziell für Modul 8 „Transfer in den Alltag").

! Nach der vierten Sitzung findet das zweite von drei Eltern- bzw. Familiengesprächen statt.

5.8.7 Modul 7: Erprobung und Implementierung flexiblerer Verhaltens- und Erlebensweisen

Das Modul „Erprobung und Implementierung flexiblerer Verhaltens- und Erlebensweisen" beinhaltet das spielerische Einüben adäquater Interaktionsformen durch nonverbale Techniken und musikalischen Ausdruck. Unterstützend zur Konflikt- und Stressverarbeitung werden alternative Verhaltensweisen erprobt und auf die Alltagshandlungen übertragen. Sie dienen zur Verbesserung des Erlebens von Selbstwirksamkeit und Selbstvertrauen sowie von Konfliktfähigkeit und Konfliktverhalten.

Erprobung und Implementierung flexiblerer Verhaltens- und Erlebensweisen

Musiktherapeutische Techniken (modifiziert nach von Moreau et al., 2013)

Problem- bzw. konfliktzentriertes Rollenspiel
Die Therapeutin und der Patient inszenieren durch musikalische Rollenspiele problematische und schmerzauslösende Situationen und erproben adaptive Alternativen. Das Ziel ist das spielerische Einüben adäquater Interaktionsformen durch nonverbale Fokussierung.

Tipps:
- Weiterführung der Konfliktinhalte, die in Modul 6 begonnen haben: z.B. Nein-Sagen dürfen, kontrollierte Abgrenzung zu Überlastungssituationen
- nonverbal, musikalisch erarbeitete Lösungen durch verbale Dialoge in konkrete Handlungsschritte im familiären, freundschaftlichen oder schulischen Kontext umsetzen

5.8.8 Modul 8: Transfer in den Alltag

Im Fokus steht die verbale Nachbearbeitung der in den vorgehenden Modulen erprobten Handlungsalternativen. Zur Fertigstellung des „Handlungskoffers" zum Mitnehmen (Modul 6) werden entsprechende Hausaufgaben zur Umsetzung von Handlungsalternativen im Alltag gegeben.

Transfer in den Alltag

Verbale Bearbeitung
Erarbeitung und Reflexion der Handlungsalternativen, die im Alltag als Hausaufgabe erprobt werden; Zusammenführung der Erfahrungen und Ergebnisse aus den Modulen 4, 5 und 6 aus der zweiten Behandlungsphase:
- Welche Gefühle werden durch die Schmerzen ausgelöst?
- Welchen Basisemotionen entsprechen diese Gefühle?
- Wie können maladaptive Basisemotionen verändert und im Alltag für ein schmerzfreieres/-reduzierteres Erleben und Interagieren angepasst werden?

5.8.9 Modul 9: Generalisierung

Das Modul befasst sich mit der Stabilisierung des Erreichten und der sich entwickelten Schmerzsituation (Schmerzreduktion oder -freiheit?). Es dient zur Ablösung von Therapeut:in und Patient:in und zur Rückfallprophylaxe.

Generalisierung

Musiktherapeutische Techniken (modifiziert nach von Moreau et al., 2013)

Themenzentrierte Improvisation (Behandlungsevaluation: Stärken/Schwächen, Schmerzverlauf)
Umsetzung eines musikalischen Stärken- und Schwächenprofils und wie dieses sich im Verlauf der Therapie verändert hat; musikalische Gestaltung der aktuellen Schmerzsituation (Reduktion der Schmerzen bzw. Kopfschmerztage oder Schmerzfreiheit?)

Tipps für Einstiegsfragen
- musikalisches Stärken- und Schwächenprofil: „Was habe ich erreicht?"
- Behandlungsevaluation und Rückfallprophylaxe: „Wie geht es nach Ende der Therapie weiter?"
- Abschied: „Was nehme ich mit?"

! Nach der sechsten Sitzung findet das dritte und abschließende Eltern- bzw. Familiengespräch statt.

5.9 Inhaltliche Durchführung der Eltern- bzw. Familiengespräche

Für die inhaltliche Ausgestaltung der Eltern- bzw. Familiengespräche wurden die Ergebnisse von Langbein (2006) miteinbezogen. Im ersten Elterngespräch sollten die Klärung von Therapieauftrag und -ziel sowie die familiäre Anamnese erfolgen, im zweiten der Umgang mit den Kopfschmerzen innerhalb der Familie und im dritten der Umgang mit dem Behandlungsergebnis sowie den neu erlernten Verhaltensstrategien (Tabelle 5.4).

Tabelle 5.4: Themen für das Eltern- und Familiengespräch (Langbein, 2006)

Eltern- und Familiengespräch	Themenstellung
Gespräch 1 nach Sitzung 2	▪ Herausarbeiten des Krankheitsmodells der Familie/des Kindes sowie des Krankheitsattributs ▪ Eruierung aufrechterhaltender Faktoren von Kopfschmerzen ▪ Klärung bestehender Copingstrategien ▪ Familienanamnese (Fokus auf nachfolgende Aspekte) ▪ Umgang der Eltern mit eigenem Schmerz und Schmerz des Kindes ▪ Umgang mit Emotionen ▪ Umgang mit Leistung ▪ Exploration der Leistungsmotivation ▪ Analysen hinsichtlich des sekundären Krankheitsgewinns ▪ Abklärung des Therapieauftrags, Ermittlung klarer, realistischer Zielstellungen
Gespräch 2 nach 4 Sitzung	▪ Umgang mit Konflikten in der Familie ▪ Stellenwert des Kopfschmerzes in der Familie ▪ Erfragung spürbarer Verhaltensänderungen
Gespräch 3 nach 6 Sitzung	▪ Unterstützungsmöglichkeiten der Eltern zur Verstärkung adaptiver Strategien ▪ Rückfallprophylaxe ▪ Darlegung erlernter Strategien im Umgang mit dem Kopfschmerz ▪ Vermittlung von Souveränität für andauernden Behandlungserfolg an die Eltern

Lutgen (2008) systematisiert die thematischen Schwerpunkte in Tabelle 5.4 weiterführend als „Compliance“ (für Gespräch 1), „Transfer in den Alltag“ (für Gespräch 2) und „Verantwortung für andauernden Behandlungserfolg“ (für Gespräch 3). Weiter diskutiert sie die Möglichkeit, Geschwister miteinzubeziehen oder die Abklärung von Tabu-Themen für die Eltern. Im Vorfeld der Elterngespräche sollte zwingend eine Abstimmung über die Gesprächsinhalte mit den Patient:innen stattfinden (Koenig 2016, S. 145–147).

5.10 Fallvignette

Eine 15-jährige Patientin stellt sich aufgrund täglicher Kopfschmerzen in der musiktherapeutischen Campusambulanz für Musiktherapie an der SRH Hochschule Heidelberg (heute: SRH University of Applied Sciences Heidelberg) vor.

In Begleitung ihrer Eltern berichtet sie über bereits jahrelange Schmerzen und gibt eine Schmerzstärke von 7 (NRS 0–10) an (Kap. 6.8.1, S. 138). Sie besucht die Realschule und möchte einen guten Abschluss erreichen, um dann weiterführend auf das Gymnasium wechseln zu können. Dieses Ziel ist mit viel Stress und Versagensgefühlen verbunden. Sie hat eine ältere Schwester, die bereits studiert und symptomfrei ist. Die Mutter leidet ebenfalls an chronischen Kopfschmerzen und der Vater an depressiven Episoden. Die Eltern arbeiten im Verwaltungs- und Schuldienst. Parallel findet eine familientherapeutische Begleitung statt.

Die Patientin erhofft sich von der Musiktherapie neue Strategien im Umgang mit Stress und eine Steigerung von positiven Stimmungsphasen. Als Therapieauftrag formuliert sie eine Reduktion der Schmerzen auf eine Schmerzintensität und -stärke von 5 (NRS 0–10).

Im *Erstkontakt* lerne ich eine Jugendliche kennen, die sehr rational ihr Schmerzerleben reflektiert. Sie wirkt sehr auf ihren Körper fokussiert. Jede noch so kleine Regung wird analysiert. Es scheint, dass ich eine gute Beziehungsebene mir ihr finde. Unser Gespräch ist humorvoll, locker und wir scherzen miteinander. Sie vertraut mir an, Schuldgefühle zu haben, wenn sie es nicht schafft, auf's Gymnasium zu kommen, oder schlecht über ihre Eltern redet. Im Kontakt mit ihren Freundinnen ist sie diejenige, die eher zuhört und sich für Verabredungen meldet. Über einen Klinikaufenthalt vor einem Jahr hat sie Musiktherapie und die Schlitztrommel als „tolles Instrument" kennengelernt. Es ist ihr Lieblingsinstrument, denn „die Schmerzen gehen dadurch weg" – allein, wenn sie sich den Klang der Schlitztrommel vorstellt und diesen innerlich hört. Entsprechend dem erstarrten Bezugskorrelat können insgesamt Einschränkungen im Selbst- und Körperbild und in den sozialen Beziehungen festgestellt werden (Kap. 6.2.1). Der Zugang zu erinnerbarem Wohlbefinden ist vorhanden. Im Rahmen der *musikalischen Anamnese* wählt die Patientin für die *freie rezeptive Intervention* das Monochord aus. Nach der Musik fühlt sie sich entspannt und ist überrascht, dass ihr Kopf während dem Hören der Klänge ausgeschaltet war und sie an nichts gedacht hat. In der *freien Improvisation* ist die musikalische Spielweise der Patientin starr und zurückhaltend. Sie verwendet am Vibraphon den zur Verfügung stehenden Tonraum. Ihr musikalisches Spiel ist leise und sie dämpft die Töne mit dem Schlegel ab. Auf meine musikalischen Angebote wie *Intensivierung* der Lautstärke oder des Tempos am Klavier geht sie nicht ein (Kap. 5.2.2, „Musikalische Flexibilisierung"). Sie empfindet ihr Spiel am Vibraphon als „schräg", die Improvisation insgesamt als angenehm und beruhigend.

Insgesamt liegen deutliche Einschränkungen nach dem erstarrten Bezugskorrelat vor und drücken sich in einer musikalisch starren Spielweise aus. Aufgrund der Entfernung des Wohnorts zur musiktherapeutischen Ambulanz werden zwölf Einheiten à 45 Minuten im 14-tägigen Turnus vereinbart. Die musiktherapeutischen Sitzungen finden donnerstags von 15:00 bis 15.45 Uhr statt.

Im Behandlungsverlauf zeigt sich, dass die Patientin sich gut auf die *musiktherapeutische Entspannung* (Kap. 5.8.2) einlassen kann. Ein Wohlfühlbild wird nicht erarbeitet, da allein der Klang des Monochords Wohlbefinden und Entspannung auslöste. Es „fasziniert" sie, dass sich während dem Musikhören ihr Kopf frei anfühlt und sie an nichts denkt. Im Rahmen der Emotionsregulation (Kap. 5.8.5) setzt sie gerne ihr Lieblingsinstrument, die Schlitztrommel ein. Dies zeigt sich in der siebten Stunde bei einer *Improvisation zum Thema* „Freude". Ich begleite rhythmisch an den Bongos. Nach und nach wird die Patientin an der Schlitztrommel lauter und beschleunigt ihr Spiel. Ich passe mich musikalisch an und es entsteht eine hohe musikalische Synchronität zwischen Schlitztrommel und Bongos. Dann beginne ich lauter und schneller zu spielen. Die Patientin folgt mir und lächelt mich an. Nach Abschluss der Improvisation müssen wir beide lachen. Sie erzählt, dass sie ein wenig gebraucht hat und es sich zu Beginn der Musik komisch anfühlte. Aber das spontane darauf Losspielen ließ ihr keine Zeit zum Nachdenken und löste viel Freude aus. Entsprechend der musikalischen Starrheit (Kap. 6.2.2) zeigt sich eine deutliche Flexibilisierung, die vor allem in den Therapiestunden zu mehr positiven Stimmungsphasen der Patientin führte.

In der achten Stunde befassen wir uns mit der musikalischen Darstellung des Kopfschmerzes. Die Patientin beschreibt ihn als „pochend-pulsierend" und „ziehend-reißend". Den pochend-pulsierenden Charakter spiele ich laut und im moderaten Tempo an der Pauke, ziehend-reißend wird von der Patientin am Streichpsalter vertont. Dabei streicht sie mit dem Bogen über die Saiten. Sie findet, dass die *themenzentrierte Improvisation* „scheiße" klang und perfekt genervt hat. Sie kann sich aber gut auf die Musik einlassen und achtet währenddessen nicht so sehr auf den Schmerz. Während der gesamten Therapiesitzung bleibt die durchschnittliche Schmerzstärke von 7 (NRS 0 – 10) bestehen.

Die neu entwickelten Verhaltens- und Erlebensweisen führen immer mehr zu positiven Stimmungspassen innerhalb der Therapiestunden. Die Patientin berichtet, dass die familiäre Situation weiterhin sehr schwierig ist und in der Familientherapie bisher kein Fortschritt erreicht wurde. Dies erschwert den

Transfer in den Alltag (Kap. 5.8.8). Auch in den *begleitenden Elterngesprächen* nach der sechsten und zwölften Sitzung ist es für mich schwierig, die Eltern im Gespräch mitzunehmen und für Themen ihrer Tochter zu sensibilisieren. Nach Abschluss der Musiktherapie liegt die durchschnittliche Schmerzstärke immer noch bei 7 (NRS 0 – 10).

> Innerhalb der Therapiesitzungen entstehen positive Stimmungs- und Entspannungsphasen ohne Kopfschmerz und Schul- bzw. Familienstress. Nach Abschluss der Musiktherapie kann das Therapieziel einer Verringerung der Schmerzstärke auf 5 (NRS 0– 10) nicht erreicht werden.

Im Rahmen der *Behandlungsevaluation* (Kap. 5.8.9) reflektierte die Patientin die Musiktherapie. Sie erzählte mir, dass sie anfangs ihre Zweifel hatte, ob Musiktherapie wirklich das Richtige für sie ist. In den Therapiestunden merkte sie, dass es einfach guttat, Emotionen rauszulassen und das Musik dabei unterstützt. Ihr war es wichtig, jemandem zu erzählen, wie es ihr geht. Die Musik vereinfachte ihr es und es war lustig, die eigenen Emotionen musikalisch zu hören. Ab und zu half die Therapie auch bei Problemen und den Schmerzen. Möglicherweise klang die Musik öfters ziemlich schief, aber darauf kommt es bei der Musiktherapie ja nicht an. Die manchmal sehr lustigen Stunden und die gute Betreuung retteten ihr das eine oder andere Mal den Tag.

5.11 Qualitätsmonitoring

Die Basis für ein Therapeut:innentraining bieten die ausführlichen Modulbeschreibungen zu Zielen, musiktherapeutischen Techniken und Tipps sowie die inhaltliche Ausgestaltung von Eltern- und Familiengesprächen in den vorangegangenen Kapiteln 5.8 und 5.9.

Wormit et al. (2021) schlagen für das Qualitätsmonitoring bei Kindern mit Migräne (Leins, 2006) die Verwendung eines Kopfschmerztagebuchs und die Erfassung der Zufriedenheit vor. Da dieses Manual die Grundlage bildet, kann der kontinuierliche Einsatz eines Kopfschmerztagebuchs in der musiktherapeutischen Behandlung bei Jugendlichen mit primären Kopfschmerzen empfohlen werden. Orientierung für die Umsetzung kann dabei das Kopfschmerztagebuch für Kinder und Jugendliche des Deutschen Kinderschmerzzentrums der Vestischen Kinder- und Jugendklinik in Datteln geben (Deutsches Kinderschmerzzentrum, 2024). Auch kommen mittlerweile Apps zur Erfassung der

Kopfschmerzen zum Einsatz. Die Prüfung durch die Stiftung Warentest im Jahr 2020 ergab eine Note von 2,6 für die beste der acht gecheckten Apps. Aufgrund dieser Ergebnisse wird empfohlen, eine App nur mit ärztlicher Absprache einzusetzen (Deutsche Apotheker Zeitung, 2022).

Um im selbstständigen, ambulanten Bereich mit Patient:innen arbeiten zu können, gelten die in Kap. 6.10 dargestellten Voraussetzungen und Empfehlungen, wie die Erlaubnis zur Ausübung der Heilkunde nach dem Heilpraktikergesetz sowie eine behandlungsbegleitende Supervision/Intervision und schriftliche Behandlungsdokumentation.

Da bei hoch belasteten Patient:innen ein ambulantes musiktherapeutisches Angebot nicht ausreichend sein könnte, hält Koenig (2016) ein angepasstes und interdisziplinäres Angebot auch im klinisch stationären Kontext für realisierbar. Ebenso könnte das ambulante Setting von sechs Sitzungen à 90 Minuten bei Bedarf wie in der Pilotstudie (Koenig et al., 2013a) auf zwölf Sitzungen à 45 Minuten angepasst werden.

6 Musiktherapiemanual zur ambulanten Behandlung von Erwachsenen mit chronischen, nicht-malignen Schmerzen

von Alexander F. Wormit

6.1 Kontext der Entstehung des Manuals

6.1.1 Aktueller Forschungsstand

Die Untersuchung der Effekte von musikmedizinischen Interventionen und Musiktherapie zur Reduktion der Schmerzsymptomatik ist bereits ein etabliertes Forschungsfeld. Zahlreiche Studien legen nahe, dass Musiktherapie bei Erwachsenen einen positiven Beitrag zur Behandlung von Schmerzen leisten kann (Wormit, 2024a). Der Großteil der Studien bei Erwachsenen wurde mit musikmedizinischer Therapie durchgeführt, die den „medico-funktionellen" Ansatz des Hörens von Musik zur Schmerz- und Stressreduktion sowie zur Entspannung und Ablenkung verwendet (Spintge, 2021). In ihrem Scoping-Review fanden Cournoyer Lemaire & Perreault (2024) 63 Studien, die den positiven Einfluss von musikbasierten Interventionen bei chronischen Schmerzen und deren psychosozialen Begleitsymptomen zeigten. Die Ergebnisse deuten auf Musik als Ressource für Wohlbefinden hin, vor allem die Anwendung in Form von Beschäftigung mit Liedtexten und von Spielen eines Musikinstruments. Auch von Moreau et al. (2025) beschreiben positive Effekte von Musiktherapie durch die musikalische Beeinflussung der Schmerzwahrnehmung über die Umlenkung von Aufmerksamkeit und die Förderung von positiven Emotionen. In den medizinischen Leitlinien und im Rahmen des Operationen- und Prozedurenschlüssels (OPS-Code) wird die musikalisch-therapeutische Anwendung als überprüfte musiktherapeutische Intervention bezeichnet, wobei sie eher einer musikmedizinisch basierten Therapie entspricht (Stegemann et al., 2021). Sie kann als Sonderform der rezeptiven Musiktherapie zugeordnet werden. Bisherige Studien, die aktive Musiktherapie eingesetzt und untersucht haben, wurden von Wormit (2024) zusammengefasst dargestellt:

Metzner et al. (2022) untersuchten 37 Patient:innen mit chronischen und somatoformen Schmerzstörungen in einer nicht experimentellen Studie. Die Gruppe erhielt eine musikimaginative Schmerzbehandlung (Glomb et al., 2022; Metzner, 2018), die als einzeltherapeutische, stationäre Kurzeitintervention in drei oder vier Sitzungen mit einer Dauer zwischen 50 und 60 Minuten umgesetzt wurde. Die Ergebnisse zeigten eine Reduktion aller gemessenen Schmerzdimensionen. Signifikante Korrelationen zwischen Schmerzempfindungen und Herzvariabilität konnten nicht gefunden werden.

In einem Mixed-Methods-Design schlossen Low et al. (2020) in der quantitativen Erhebung 43 Patient:innen und in der qualitativen Befragung 25 Patient:innen ein. Die Musiktherapie umfasste ein Gruppenangebot mit Schwerpunkt auf Singinterventionen im tagesklinischen Setting, das zwölf wöchentliche Sitzungen mit einer Dauer von 90 Minuten umfasste. Im Rahmen der randomisierten kontrollierten Studie konnten große Effekte in der Verringerung der depressiven Symptomatik, Steigerung der Selbstwirksamkeit und Teilhabe an sozialen Aktivitäten gefunden werden, mittelgroße zeigten sich in der Verringerung der Schmerzstärke und Ängste. Auch die im Design eingebettete qualitative Erhebung unterstützte die quantitativen Ergebnisse in den Bereichen Umgang mit Schmerzen, Verbesserung von Wohlbefinden sowie soziale und spirituelle Aktivitäten.

Die Studie von Hillecke (2005) wird im nachfolgenden Kapitel dargestellt.

6.1.2 Die Studie „Chronos“

Das im Folgenden beschriebene Musiktherapiemanual zur ambulanten Behandlung von chronisch nicht-malignen Schmerzen für Erwachsene ist im Rahmen der randomisierten und kontrollierten Studie „Chronos“ (Effektivität von Musiktherapie bei der Behandlung von chronischen Schmerzen) entstanden. Eine erste Kurzversion des Manuals wurde 2005 veröffentlicht (Hillecke, 2005). Weitere zusammenfassende Veröffentlichungen nahmen Wormit et al. (2007), Wormit (2008), Hillecke et al. (2009) und Wormit et al. (2020a, 2024b) vor.

In der Studie erhielten 31 Erwachsene mit chronisch nicht malignen Schmerzen auf der Basis dieses Manuals eine musiktherapeutische Behandlung. Sie wurden in einer kontrollierten und randomisierten Studie zu vier Messzeitpunkten (vor Therapie, zur 7. und 14. Stunde sowie nach der Therapie) hinsichtlich verschiedener schmerzbezogener (Numerische Rating Skala, Schmerzempfindungsskala nach Geissner, 1996) und psychologischer Parameter (Ergebnisfragebogen nach Lambert et al., 2002) untersucht (Kap. 6.8.1 und Kap. 6.10). Verglichen wurde medizinische Schmerztherapie in Kombination mit Musiktherapie mit nur medizinischer Schmerztherapie in der Wartelistenbedingung.

Die Ergebnisse zeigten, dass 70% der Patient:innen (n=31) nach 20 Einheiten Musiktherapie in Kombination mit medizinischer Schmerztherapie eine zuverlässige Verringerung der Schmerzsymptomatik und psychologischen Problemen nachwiesen. Im Vergleich zur Wartelistenbedingung (n=19) konnte die Wirkung durch zusätzliche Musiktherapie (n=21) verdoppelt werden. 83% der Patient:innen mit gleichbleibender Medikation (n=12) profitierten am meisten von der musiktherapeutischen Behandlung (Hillecke, 2005). Das Manual erwies sich in der Studie als gut durchführbar und konnte anschließend mit wenig Aufwand in der ambulanten Praxis verankert werden (Wormit, 2008).

6.2 Theoretische Begründung des Manuals

Die Konzeption des vorliegenden Manuals stützte sich auf verschiedene Quellen. Dabei wurde der Fokus des Manuals auf der Basis von psychologischen Schmerztheorien, musiktherapeutischen Wirkweisen, Schmerzsymptomatiken und deren Behandlung bei Erwachsenen mit chronischen, nicht-malignen Schmerzen abgeleitet.

6.2.1 Psychologische Schmerztheorien

Folgende Modelle von Theorien zur psychologischen Bewältigung von chronischen, nicht-malignen Schmerzen wurden berücksichtigt und entwickelt (Hillecke, 2019):

Fachübergreifend wird Schmerz heute unter der Grundlage des *bio-psycho-sozialen Modells* von Engel (1977) betrachtet. Entsprechend der Darstellung von Bernatztky et al. (2007) können Schmerzen durch körperliche, psychische und soziale Ereignisse beeinflusst werden. Aus dem Zusammenwirken der drei Aspekte resultiert die bio-psycho-soziale Schmerztherapie:

- Körperliche Aspekte umfassen z.B. Krankheit oder Verletzung,
- psychische Aspekte umfassen z.B. Angst, Depression oder Überförderung und
- soziale Aspekte umfassen z.B. Beziehungsprobleme, Mobbing am Arbeitsplatz oder wirtschaftliche Rahmenbedingungen.

Egle & Egloff (2024, S. 437–438) beschreiben eine Abhängigkeit des Schmerzerlebens „von der biologischen, psychischen und sozialen Gesamtverfassung ebenso wie von vorausgegangenen Lernprozessen und kulturellen Einflussfaktoren im Rahmen der biografischen Entwicklung, die neurobiologisch im Bereich der vorderen Insula (aINS) und des vorderen Gyrus cinguli (ACC) zusammengefasst werden". Um das bio-psycho-soziale Krankheitsmodell auch weiterhin zu etablieren, müssen psychosoziale Fächer eine ähnliche Datenfülle wie in der Medizin erreichen und Standards für psychosoziale Parameter festlegen (Egle et al., 2024).

Hillecke & Bolay (2000) haben sich mit dem psychischen Aspekt des biopsychosozialen Schmerzmodells vertieft auseinandergesetzt und einen psychologischen Schwerpunkt im Sinne eines „erstarrten Bezugskorrelats" erarbeitet, das für das musiktherapeutische Manual diagnostisch und therapeutisch genutzt wird. Das *erstarrte Bezugskorrelat* umfasst sieben Blickwinkel (Hillecke, 2005, S. 42):

- motorisch: Bewegungseinschränkung
- sensorisch: dauerhafte Ausrichtung der Aufmerksamkeit auf die betroffenen Körperregionen
- behavioral: Reduktion von Verhaltensweisen, Vermeidung, Rückzug, Krankheitsverhalten, Anspannungstendenz
- kognitiv: Fixierung auf negative Gedanken, Besorgtheit, Antizipation von Schmerz
- emotional: Zunahme des Leidens und negativer Emotionen, Angst, Depression
- motivational: Abnahme der Motivation sowie Beschränkung der Lebensziele
- interpersonell: Beschränkungen der Beziehungen und der Konfliktfähigkeit

Zur Systematisierung und praktikablen Anwendung des Konzepts der Erstarrung bildete Hillecke (2005) vier Kategorien, die von Wormit et al. (2024, S. 798) modifiziert wurden:

Erstarrtes Bezugskorrelat bei chronisch nicht-malignen Schmerzen

Erinnerbares Wohlbefinden
Schmerz beinhaltet wahrscheinlich eine zustandsspezifische Gedächtnisform ähnlich der Depression. Das führt vermutlich dazu, dass sich Schmerzpatient:innen eher an schmerzauslösende Erlebnisse erinnern als an positive Erfahrungen. Ein Umstand, der zur Aufrechterhaltung der Schmerzsymptomatik beitragen kann.

Selbstbild / Körperbild
Die betroffene Körperregion wird durch die Schmerzerfahrung emotional negativ gefärbt. Es finden Beeinträchtigungen des Körperbilds und des Körperschemas bzw. Körperselbst statt. Dysfunktionale Kognitionen wie Katastrophisierungen, Ängste und Minderwertigkeitsgefühle werden mit der schmerzhaften Körperregion verbunden.

Soziale Beziehungen
Störungen des Selbstbildes / Körperbildes wirken sich auch auf die sozialen Kontakte bzw. die Repräsentation der sozialen Kontakte im kognitiven System des Individuums (soziales Selbst) aus. Viele Schmerzpatient:innen beschränken sich auf wenige Bezugspersonen und entwickeln gelegentlich starke interpersonelle Abhängigkeiten. Sie empfinden sich interpersonal im höheren Maße freundlicher, ausnutzbarer und unterwürfiger als die Normalbevölkerung.

Motorische, para- und nonverbale Ausdrucksformen
Schmerzen beeinträchtigen die Aktivität der Patient:innen. Selbst wenn keine physiologischen Symptome vorliegen, können Schmerzen den Bewegungsapparat einschränken. Verhaltensbezogene Reaktionen auf Schmerz sind z.B. Hinken, Grimassieren, Klagen, sozialer Rückzug. Diese Erstarrung zeigt sich in einem eingeschränkten Umgang mit Musik, in einer sogenannten „musikalischen Starrheit“ (Kap. 6.2.2 und Kap. 6.8.1).

Psychische Störungen wie z. B. Depression und Angst sind durch eine *Erstarrung* im Sinne von *Variabilitätsverlust* gekennzeichnet (Sorgatz, 1999). Eine psychische Störung kann als Störungsattraktor verstanden werden, der einen Teil des Seelenlebens beherrscht und ein Eigenleben führt (Grawe, 1998). Das erstarrte Bezugskorrelat nach Hillecke & Bolay (2000) wird als ein solcher Störungsattraktor verstanden, der typische psycho-soziale Begleitsymptome von chronischen, nicht-malignen Schmerzen charakterisiert.

Traue (1998) und Traue et al. (2000) konnten feststellen, dass Schmerzpatient:innen in sozialen Stresssituationen ihre Gefühle unterdrücken. Im Sinne einer *gehemmten Expressivität* zeigen sie ihre Gefühle in Belastungssituationen weniger als Menschen ohne chronische Schmerzerkrankung. Gleichzeitig findet sich eine psychologische Hyperreaktivität, die in diesen Situationen unterdrückt bzw. zu einer muskulärmotorischen Hemmung im Sinne einer Gehemmtheit von Mimik, Gestik, Expressivität oder Aktivität führt. Dieser emotional-expressive Variabilitätsverlust beeinflusst die Persönlichkeit und das Leben der Patient:innen, da durch die andauernde Schmerzerfahrung die Flexibilität von Handlungsressourcen und -ausdruck eingeschränkt wird (Hillecke, 2005; Koenig, 2016).

Im Rahmen des *Angstvermeidungs-Modells* führen Schmerzen kognitiv und behavioral zu Angst. In der Erwartung von Schmerz entsteht ein sich aufbauendes Vermeidungsverhalten durch die Angst vor Schmerzen. Diese Vermeidung trägt zu erhöhter Angst, dem Aufbau und Aufrechterhalten von Schmerzverhalten und damit zur Chronifizierung von Schmerzen bei. Das resistente Verhalten kann durch eine entgegengesetzte Reaktion konfrontiert werden und damit zu einem Anpassen des Verhaltens führen, das zur Genesung und Rehabilitation beiträgt (Lethem et al., 1983; Philips, 1987; Vlaeyen & Linton 2000; Wörz et al., 2022).

Psycho-soziale Erstarrungen flexibilisieren bzw. löschen
Der Variabilitätsverlust, die expressive Gehemmtheit und Angstvermeidung sind in den vier Kategorien des erstarrten Bezugskorrelats integriert. Durch die Konfrontation der Patient:innen mit diesen Aspekten kann Schmerzerleben aufgebrochen, flexibilisiert und im Idealfall aufgelöst werden. Die Musiktherapie nutzt dafür die spezifischen Wirkweisen von Musik, um das musikalische Hörerleben sowie die musikalische Spielweise der Patient:innen aufzubrechen und zu flexibilisieren (Kap. 6.2.2).

6.2.2 Musiktherapeutische Wirkweisen

Beeinflusst von der Psychotherapieforschung findet in der Musiktherapie sowie in den Künstlerischen Therapien generell eine Beschäftigung mit unspezifischen und spezifischen Wirkfaktoren statt (de Witte et al., 2021). Hillecke et al. (2021a) unterteilen die musiktherapeutischen Wirkweisen in fünf Regulierungsfähigkeiten (Wormit et al., 2024):

- **Aufmerksamkeit**: Als akustisch-auditives Ereignis hat Musik die Fähigkeit, Aufmerksamkeit zu beeinflussen. Musikalische Aktivitäten, wie das Spielen von Instrumenten oder Hören von Musik, fordern per se Aufmerksamkeit. Therapeutische Musik kann von Reizen ablenken, die z. B. mit belastenden Problemen, Gefühlen, Gedanken oder Symptomen wie Schmerzen verbunden sind und Erstarrungen in den Kategorien „Körperbild“ und „erinnerbares Wohlbefinden“ auflösen.

- **Verhalten:** (Rhythmische) Musik fordert zur Bewegung auf. Sie hat die Fähigkeit, Verhaltensweisen und Bewegungen zu beeinflussen. Therapeutisch kann Musik zur Aktivierung oder Bewegungsunterstützung eingesetzt werden und damit zur Veränderung im Rückzugs- und Vermeidungsverhalten in den Kategorien „Soziale Beziehungen“ und „Motorische, para- und nonverbale Ausdruckformen“ führen.
- **Emotion:** Musik ruft Gefühle sowie Stimmungen hervor und spricht das ganze Spektrum an Emotionen an (Koelsch, 2014). Musiktherapie unterstützt emotionale Auseinandersetzung mit dem inneren Gefühlserleben und kann u.a. gehemmte Expressivität und Erstarrungen/Variabilitätsverlust in den Kategorien „Selbstbild“ und „erinnerbares Wohlbefinden“ auflösen.
- **Kognition:** Musik hat die Fähigkeit, die Gedanken oder Exekutivfunktionen, wie z.B. Entscheidungen treffen, Selbstkontrolle oder bewusste Aufmerksamkeitssteuerung, zu beeinflussen. Musik löst Imagination und Erinnerungen aus, die gehemmte Expressivität und Erstarrungen in den Kategorien „erinnerbares Wohlbefinden“ und „Körperbild/Selbstbild“ therapeutisch flexibilisieren.
- **Kommunikation:** Musik verbindet Menschen und beeinflusst die zwischenmenschliche Kommunikation, auch ohne sprechen zu müssen (Koelsch, 2012). Therapeutisch ist Musik Beziehungsgestaltung und kann zur Veränderung im Rückzugs- und Vermeidungsverhalten in den Kategorien „Soziale Beziehungen“ und „Motorische, para- und nonverbale Ausdruckformen“ führen.

Musikalische Starrheit

Psychosoziale Erstarrungen spiegeln sich in einer starren, musikalischen Spielweise wider. Patient:innen verwenden in ihrer musikalischen Spielweise z.B. nur einen kleinen Tonraum und können Veränderungen in der Lautstärke oder im Tempo nicht mitgehen. Auch fällt es ihnen schwer, musikalisch in Kontakt mit dem:der Spielpartner:in (z.B. Musiktherapeut:in) zu treten. Je höher die musikalische Starrheit ausgeprägt ist, desto mehr sind Patient:innen musikalisch auf sich bezogen.

Auflösung der musikalischen Starrheit

Die spezifischen Wirkweisen der Musiktherapie unterstützen die Auflösung der starren musikalischen Spielweise (Kap. 5.2.2). Je flexibler und offener Patient:innen im musikalischen Ausdruck und in der musikalischen Beziehungsgestaltung werden, desto mehr nimmt die Hemmung in den Kategorien des „erstarrten Bezugskorrelats" ab (Busch, 2005). Parallel zur musikalischen Flexibilisierung entwickelt sich ein flexibler Umgang in der Regulierung von Emotionen, die eine Veränderung des Schmerzerlebens und damit verbunden eine Verringerung der Schmerzintensität bzw. -stärke hervorruft (Kap. 6.8.4, Modul 3: Emotionsregulation).

6.3 Schmerzen im Erwachsenenalter

In einer WHO-Studie (Gureje et al., 1998) waren im Schnitt 22 % aller Patient:innen in der ärztlichen Primärversorgung von anhaltenden Schmerzen betroffen. Übergreifend zeigten sich Zusammenhänge von chronischem Schmerz und psychischen Störungen. Ein Update von WHO-IASP-Aktivitäten (World Health Organization and The International Association for the Study of Pain) von Breivik (2002) misst den Folgeprozessen in der Schmerzentstehung und -aufrechterhaltung eine hohe Relevanz bei (vgl. dazu auch Wörz et al., 2022). Dabei handelt es sich u. a. um:

- körperliche Immobilität,
- Essstörungen,
- Schlafstörungen,
- Dämpfung des Immunsystems,
- verminderte Leistungen am Arbeitsplatz oder Krankenstand oder frühzeitige Berentung,
- übermäßige Abhängigkeit von Familie oder anderen Personen,
- Abwendung vom gesellschaftlichen Leben und von der Familie bis hin zur Isolation,
- Angst, Sorgen, Verbitterung.

Im Folgenden werden die beiden am häufigsten vorkommenden chronischen Schmerzerkrankungen – Rücken- und Kopfschmerzen – epidemiologisch dargestellt.

- Bei ***chronischen Rückenschmerzen*** handelt es sich um spezifische Schmerzen im Rücken, die länger als drei (nach ICD-11) bis sechs (nach ICD-10) Monate andauern. Im Laufe ihres Lebens leiden 85 % der Bevölkerung an Rückenschmerzen. Frauen sind häufiger davon betroffen als Männer. Schwerpunktmäßig treten sie zwischen dem 45. und dem 64. Lebensjahr auf, dann fallen sie bis zum 74. Lebensjahr ab und erreichen jenseits des 84. Lebensjahrs ihr Maximum. Risikofaktoren sind Rauchen und sozioökonomische Faktoren. Personen mit niedrigem Soziostatus (Bildung, Beruf und Einkommen) haben häufiger Rückenschmerzen als Personen mit mittlerem oder hohem (Fromm & Egle, 2024).

- Treten an wenigstens 15 Tagen im Monat über einen Zeitraum von mindestens drei (nach ICD-11) bis sechs Monaten (nach ICD 10) Kopfschmerzen auf, liegen ***chronische Kopfschmerzen*** vor. Migräne und Spannungskopfschmerz stellen die häufigsten primären Kopfschmerzerkrankungen dar, durch Schmerzmittelmissbrauch kann ein medikamenteninduzierter Kopfschmerz entstehen. Die Lebenszeitprävalenz für Migräne bei Erwachsenen liegt global bei 14 %. Frauen sind zwei- bis dreimal häufiger betroffen als Männer. Als Begleiterkrankungen treten häufig Depressionen und Angststörungen auf. Die Lebenszeitprävalenz für chronischen Spannungskopfschmerz wird auf unter 3 % geschätzt. Wie bei der Migräne besteht ein deutlicher Zusammenhang mit Erlebnissen, die negative Emotionen hervorrufen. Für medikamenteninduzierten Kopfschmerz liegt die 6-Monats-Prävalenz bei 1 %. Frauen sind etwa dreimal so oft betroffen als Männer. Häufige Begleiterkrankungen sind Angsterkrankungen und Depressionen (Leweke & Ballach, 2024).

In der ICD-10 (WHO, 2014) werden chronische Schmerzerkrankungen unter den *somatoformen Störungen* (F45) aufgeführt. Sie beinhalten körperliche Symptome, die nach medizinischer Untersuchung nicht körperlich begründbar sind. Die *anhaltende Schmerzstörung* (F45.4) wird differenziert in die anhaltende somatoforme Schmerzstörung (F45.40) und chronische Schmerzstörung mit somatischen und psychischen Faktoren (F45.41):

Anhaltende somatoforme Schmerzstörung (F45.40):

- psychogener Kopf- und Rückenschmerz, somatoforme Schmerzstörung,
- andauernder, schwerer und quälender Schmerz, der körperlich oder physiologisch nicht hinreichend erklärt werden kann,
- verbunden mit emotionalen Konflikten oder psychosozialen Belastungen, denen die Hauptrolle für das Schmerzgeschehen zukommt,
- meist beträchtlich gesteigerte persönliche oder medizinische Hilfe und Unterstützung.

Chronische Schmerzstörung mit somatischen und psychischen Faktoren (F45.41):

- bestehende Schmerzen in einer oder mehreren anatomischen Regionen, die somatisch begründet sind,
- psychischen Faktoren wird eine wichtige Rolle im Schmerzgeschehen beigemessen, sind aber nicht dessen Auslöser,
- Beeinträchtigungen in sozialen, beruflichen und anderen wichtigen Funktionsbereichen.

In der kommenden Version der ICD-11 werden chronische Schmerzen folgendermaßen definiert (zitiert nach Egle & Egloff 2024, S. 445):

Chronische primäre Schmerzen (MG30.0):
Chronische primäre Schmerzen sind chronische Schmerzen in einer oder mehreren anatomischen Regionen, die durch erhebliche emotionale Belastung (Angst, Ärger/Frustration oder depressive Stimmung) oder funktionelle Behinderung (Beeinträchtigung bei Aktivitäten des täglichen Lebens und eingeschränkte Teilnahme an sozialen Aufgaben) gekennzeichnet sind. Chronische primäre Schmerzen sind multifaktoriell bedingt: Biologische, psychologische und soziale Faktoren tragen zum Schmerzsyndrom bei. Die Diagnose ist unabhängig von den identifizierten biologischen oder psychologischen Faktoren angemessen, es sei denn, eine andere Diagnose würde die vorliegenden Symptome besser erklären.
Patient:innen mit chronischen primären Schmerzen berichten häufig über eine erhöhte depressive und ängstliche Stimmung sowie über Wut und Frustration. Darüber hinaus beeinträchtigen die Schmerzen die Aktivitäten des täglichen Lebens und die Teilnahme an sozialen Aktivitäten erheblich. Chronische primäre Schmerzen sind eine häufige Erkrankung, und die Behandlung sollte auf die Verringerung der schmerzbedingten Belastung und Behinderung ausgerichtet sein.

6.4 Behandlung von chronischen Schmerzen im Erwachsenenalter

Erwachsene mit chronischen Schmerzen können ambulant, teilstationär und stationär behandelt werden. In Kapitel 8 „nicht operative therapeutische Maßnahmen“ im Operationen- und Prozedurenschlüssel (Bundesinstitut für Arzneimittel und Medizinprodukte, 2024, OPS, Version 2023, https://klassifikationen.bfarm.de/ops/kode-suche/htmlops2023/index.htm, Zugriff am 04.05.2025) ist die Musiktherapie unter folgender Behandlungsprozedur aufgeführt:

8-918: Interdisziplinäre Schmerztherapie: Kodiert wird hier eine mindestens 7-tägige interdisziplinäre Behandlung von chronischen Schmerzzuständen. Drei der nachfolgenden Merkmale müssen erfüllt sein:

- Beeinträchtigung der Lebensqualität, Arbeitsfähigkeit und/oder des regelmäßigen Schulbesuchs
- Fehlschlag einer vorherigen unimodalen Schmerztherapie, eines schmerzbedingten operativen Eingriffs oder einer Entzugsbehandlung
- Bestehende(r) Medikamentenabhängigkeit oder -fehlgebrauch
- Schmerzunterhaltende psychische Begleiterkrankung
- Gravierende somatische Begleiterkrankung

Ein Facharzt oder ein Fachärztin mit der Zusatzbezeichnung „Spezielle Schmerztherapie“ leitet die Behandlung. Die interdisziplinäre Diagnostik findet unter Einbeziehung von mindestens zwei Fachdisziplinen statt. Die zweite Disziplin kommt aus den psychiatrischen, psychosomatischen oder psychologisch-psychotherapeutischen Fachgebieten. Mindestens drei aktive Therapieverfahren sollen angewendet werden. Dazu gehören u.a. Psychotherapie, Physiotherapie, Entspannungsverfahren, Ergotherapie oder Künstlerische Therapie (Kunst- und/oder Musiktherapie). Die Therapieeinheiten umfassen 30 Minuten und bei einer Gruppentherapie ist die Größe auf acht Personen begrenzt.

8-91b: Interdisziplinäre multimodale schmerztherapeutische Kurzzeitbehandlung: Kodiert wird eine Therapieerprobung nach einer interdisziplinären algesiologischen Diagnostik oder eine Therapiestabilisierung nach einer interdisziplinären multimodalen Schmerztherapie.

Ein Facharzt oder eine Fachärztin mit der Zusatzbezeichnung „Spezielle Schmerztherapie“ leitet die Behandlung, die maximal sechs Tage dauert. Neben der Fachmedizin kommt die zweite Disziplin aus den psychiatrischen, psychosomatischen oder psychologisch-psychotherapeutischen Fachgebieten. Mindestens drei aktive Therapieverfahren sollen angewendet werden. Darunter gehören u. a. Psychotherapie, Physiotherapie, Entspannungsverfahren, Ergotherapie oder Künstlerische Therapie (Kunst- und / oder Musiktherapie).

8-91c: Teilstationäre interdisziplinäre multimodale Schmerztherapie: Kodiert wird eine teilstationäre interdisziplinäre multimodale Schmerztherapie, die von einem Facharzt oder einer Fachärztin mit der Zusatzbezeichnung „Spezielle Schmerztherapie" geleitet wird. Es muss ein:e ärztliche:r oder psychologische:r Psychotherapeut:in dem Team angehören sowie Physiotherapie, Sporttherapie oder andere körperlich übende Verfahren vorhanden sein.

Vor Behandlungsbeginn wird eine interdisziplinäre algesiologische Diagnostik unter Einbezug einer psychiatrischen, psychosomatischen oder psychologisch-psychotherapeutischen Disziplin durchgeführt. Die Gesamtaufenthaltsdauer in der Einrichtung umfasst mindestens vier Stunden täglich. Die Behandlungsgruppen sind auf acht Personen begrenzt. Als teamintegrierte Verfahren werden körperlich übende Verfahren (wie z. B. aktivierende Physiotherapie), psychotherapeutisch übende Verfahren (wie z. B. Muskelrelaxation), ärztlich oder psychologisch-psychotherapeutische Verfahren (wie z. B. psychologische Schmerztherapie) und sonstige Verfahren (wie z. B. Künstlerische Therapie: Kunst- und / oder Musiktherapie) angewandt. Teamintegrierte Verfahren können im Rahmen der Basisbehandlung, umfassenden Behandlung und Intensivbehandlung eingesetzt werden.

6.5 Struktur und Ziele des Manuals

Wie die im Buch weiteren vorgestellten Behandlungsmanuale bei Depressionen (Kap. 3) und Kopfschmerzen im Jugendalter (Kap. 5.) wird das Phasenmodell psychotherapeutischer Veränderung (Kap. 3.2.2, S. 30 / 31) als Rahmen für das Musiktherapiemanual für Erwachsene verwendet. Es gliedert sich in drei Behandlungsphasen mit folgenden Schwerpunkten (Tabelle 6.1): Verbesserung des subjektiven Wohlbefindens (vier Sitzungen), Verringerung der Symptome (zwölf Sitzungen) und Steigerung des allgemeinen Funktionsniveaus (vier Sitzungen). Jede Behandlungsphase umfasst zwei Module, denen bestimmte Behandlungsziele und musiktherapeutische Techniken zugeordnet sind. Die Behandlungsphasen bauen zwar aufeinander auf, können aber flexibel angepasst werden, um die individuelle Entwicklung der Patient:innen im Therapieprozess zu ermöglichen. Die Phasen sind nicht als geschlossene Sitzungseinheiten zu verstehen, sondern können sich überlappen.

Hauptziele des Behandlungsmanuals sind die Verringerung der Schmerzstärke, des affektiven Schmerzempfindens und der psychologischen Probleme (Kap. 6.10).

Tabelle 6.1: Struktur und Ziele der musiktherapeutischen Behandlung von Erwachsenen mit chronischen, nicht-malignen Schmerzen (Wormit et al., 2024, S. 798, modifiziert)

Phase 1: Verbesserung des subjektiven Wohlbefindens (4 Sitzungen)		
Modul/Ziel	**spezifische Faktoren**	**musiktherapeutische Techniken**
Beziehungsarbeit	Aufbau einer therapeutischen Beziehung über das Gespräch	Erprobung des Wohlfühlbilds im Alltag als Hausaufgabe
Aktivierung von erinnertem Wohlbefinden	musikalisch gestützte Ressourcenaktivierung	themenzentrierte rezeptive Intervention (Wohlfühlbild)
Phase 2: Verringerung der Symptome (12 Sitzungen)		
Modul/Ziel	**spezifische Faktoren**	**musiktherapeutische Techniken**
Emotionsregulation	musikalische Flexibilisierung	themenzentrierte Improvisationen (Wohlfühlbild, Emotionen), freie Improvisation (Fokus auf Intensivierung und Veränderung)
Arbeit am Symptom	Aktivierung, Reinszenierung und Externalisierung des Schmerzes durch musikalische Gestaltung	themenzentrierte Improvisation (Schmerz)
Phase 3: Steigerung des aktuellen Funktionsniveaus (4 Sitzungen)		
Modul/Ziel	**spezifische Faktoren**	**musiktherapeutische Techniken**
Erprobung und Implementierung flexiblerer Verhaltens- und Erlebensweisen	Einüben adäquater Interaktionsformen durch nonverbale, musikalische Gestaltung	Problem- und konfliktorientiertes Rollenspiel
Alltagstransfer & Generalisierung	Stabilisierung des Erreichten und Ablösung von der Therapie	Erprobung von Handlungsalternativen im Alltag als Hausaufgabe, themenzentrierte Improvisation (z. B. Behandlungsevaluation solistisch)

Im Folgenden werden zunächst die Rahmenbedingungen der Behandlung dargelegt, um anschließend die Behandlungsphasen mit ihren jeweiligen Modulen, Zielen und musiktherapeutischen Techniken darzustellen.

6.6 Rahmenbedingungen der Behandlung

6.6.1 Diagnostik und Zuweisung

Die Diagnostik von erwachsenen Patient:innen mit chronisch nicht-malignen Schmerzen wird von Fachärzt:innen mit der Zusatzbezeichnung „Spezielle Schmerztherapie" durchgeführt, die den Patient:innen zusätzlich zu deren Behandlung Musiktherapie empfehlen. Entsprechend der standardisierten Erfassung durch den „Deutschen Schmerz-Fragebogen (DSF)" kann der Musiktherapeutin oder dem Musiktherapeuten für die Musiktherapie relevante Kriterien durch den Facharzt oder die Fachärztin zur Verfügung gestellt werden. Diese können über die Fragen 10 (qualitative Schmerzbeschreibung), 11 (Schmerzintensität), 16 (psychisches Befinden) und 17 (Screening auf Angst/Depressivität und Stressbelastung) ermittelt werden (Petzke et al., 2022). Das Manual ist als sogenannte Add-on-Therapie konzipiert. Das bedeutet, dass Musiktherapie immer in Kombination mit medizinischer Schmerztherapie durchgeführt wird.

Im Rahmen des Erstgespräches vor Ort im Schmerzzentrum bedarf es daher in der Regel nur einer kurzen Anamnese, die sich auf biografische, soziale, schmerzspezifische und musikalische Aspekte konzentriert.

Interessiert sich der:die Patient:in für die musiktherapeutische Behandlung, wird er/sie zu einem musiktherapeutischen Erstkontakt eingeladen, der in einem Einzelmusiktherapieraum durchgeführt wird und ca. 50 Minuten dauert (Kap. 6.8.1 Modul 0).

6.6.2 Setting und Dosis

Die Musiktherapie wird im Einzelsetting angeboten. In der Regel wird über die Dauer von 20 Wochen eine Sitzung pro Woche mit einer Sitzungsdauer von 50 Minuten durchgeführt. Jedes Modul des Manuals geht über mehrere Sitzungen. Die Länge der einzelnen Behandlungsphasen kann von Therapeut:innen individuell auf Basis der Ressourcen, Fähigkeiten, Herausforderungen und Bedürfnissen des:der Patient:innen angepasst werden.

6.6.3 Räume und Ausstattung

Zur Grundausstattung des Einzeltherapieraums für Musiktherapie gehören mindestens zwei bequeme Sitzgelegenheiten, eine aufrollbare Bodenmatte (ggf. ein Aufnahme- und Abspielgerät, USB-Lautsprecher, WLAN-Zugang) und die folgende instrumentale Ausstattung (Oehlmann, 2021): Gitarre, Klavier, Vibraphon, Metallophon, Xylophon, Gong, Pauke Congas, Djemben, Monochord, Schlitztrommeln, diverse kleinere Perkussions- und Saiteninstrumente.

6.7 Grundlegende Prinzipien der Beziehungsgestaltung

Da viele musiktherapeutische Behandlungsansätze psychotherapeutisch verortet sind, empfiehlt es sich, die empirisch belegten gemeinsamen, therapieübergreifenden Faktoren (Common Factors) zu berücksichtigen. Zum einen liegen viele Veränderungsfaktoren, die den Verlauf sowie das Ergebnis beeinflussen, außerhalb der Therapie. Zum anderen scheint das Therapieergebnis mehr abhängig von Patient:innen zu sein als von Therapeut:innen, d.h., die eigene therapeutische Wirksamkeit wird häufig überschätzt (Wampold & Imel, 2015). Einen großen Einfluss auf das Therapieergebnis haben der Zielkonsens und die Zusammenarbeit zwischen Therapeut:in und Patient:in. Der therapeutischen Arbeitsbeziehung, Empathie sowie positiver Rücksichtnahme und Bestärkung konnte hingegen eine mittlere Wirkung nachgewiesen werden. Die übergreifenden und spezifischen Faktoren sind in Hillecke et al. (2021a) zusammengefasst dargestellt.

> **!** Erfahrungen aus der Studie „Chronos“ (Kap. 6.1.2) bestätigen die Relevanz des Zielkonsens zwischen Therapeut:in und Patient:in. Eine zu starke Fokussierung der Therapieziele auf psychologische Probleme, wie z.B. Depressivität und Ängstlichkeit ohne Einbezug der schmerzbezogenen Ziele (Kap. 6.5) beeinträchtigt die Zusammenarbeit und kann zum Therapieabbruch führen. Die Arbeit am Schmerz öffnet die Zugänge zum „erstarrten Bezugskorrelat“ und zur emotionalen Flexibilisierung. Diese unterstützen Patient:innen im Erkennen und Verändern der mit dem Schmerz verbundenen psychischen Probleme.

Die grundlegenden Prinzipien der Beziehungsgestaltung dieses Manuals basieren auf einem ressourcenorientierten Menschenbild und folgen humanistischen (Musik-)Therapie-Ansätzen (Rogers, 1976; Rolvsjord et al., 2005b; Rolvsjord, 2010). Der:die Musiktherapeut:in sollte

- eine gleichberechtigte und vertrauensvolle therapeutische Beziehung gestalten,
- authentisch sein und das therapeutische Vorgehen transparent machen,
- die (musikalische) Identität von Patient:innen respektieren,
- Patient:innen Akzeptanz, Verständnis und Wertschätzung entgegenbringen und als Expert:innen ihrer selbst wertschätzen,
- am Ziel des gegenwärtigen Prozesses ausgerichtet agieren (verbal und musikalisch).
- positive Erfahrungen und Feedback sowie Unterstützung anbieten.

> Im Rahmen einer methodenübergreifenden bzw. eklektischen Vorgehensweise empfiehlt sich, für die therapeutische Haltung und Gesprächsführung humanistische Interventionen als Basis für die Beziehungsgestaltung einzusetzen. Für die inhaltliche Bearbeitung der Emotionsregulation oder der Erlebens- und Verhaltensweisen im Manual erweist sich die Anwendung z. B. der Übertragung und Gegenübertragung aus der psychodynamischen Therapie oder der operanten Verfahren aus der kognitiven Verhaltenstherapie als sehr hilfreich.

6.8 Beschreibung der Ziele und des Ablaufs der Behandlungsmodule

Die erste Behandlungsphase umfasst vier Behandlungseinheiten und beinhaltet die Module **Beziehungsarbeit** (Kap. 6.8.2) und **Aktivierung von erinnertem Wohlbefinden** (Kap. 6.8.3). Der Fokus in der Beziehungsarbeit liegt im Aufbau der therapeutischen Beziehung über die Grundlagen des Therapeuten- und Beziehungsverhaltens (Kap. 6.7, Wormit et al., 2020b). Das Aktivieren von erinnerbarem Wohlbefinden unterstützt die musikalisch gestützte Ressourcenaktivierung.

In der zweiten Behandlungsphase werden in zwölf Behandlungseinheiten die Module **Emotionsregulation** (Kap. 6.8.4) und **Arbeit am Symptom** (Kap. 6.8.5) umgesetzt. Die musikalische Flexibilisierung der Patient:innen ermöglicht eine emotional-musikalische Aktivierung, Reinszenierung und Externalisierung des Schmerzes.

Die dritte, abschließende Behandlungsphase verwendet die Module **Erprobung und Implementierung flexiblerer Verhaltens- und Erlebensweisen** (Kap. 6.8.6) und **Alltagstransfer und Generalisierung** (Kap. 6.8.7). Dabei werden in vier Behandlungseinheiten adäquate Interaktionsformen durch nonverbale, musikalische Gestaltung eingeübt und das „Erreichte" im Erleben und Umgang mit den Schmerzen stabilisiert.

Die Ablaufbeschreibungen der einzelnen Module (Tabelle 6.2) in den grauen Kästchen sind von Wormit (2024b) und basieren auf den praktischen Erfahrungen in der regulären Versorgung in der musiktherapeutischen Campusambulanz an der SRH Hochschule Heidelberg, die nach dem Forschungsprojekt von Hillecke (2005) aufgebaut wurde. Diese Erfahrungen wurden auch als Übung für Student:innen im Bachelor- und Masterstudium Musiktherapie umgesetzt.

Tabelle 6.2: Übersicht über die Module des Manuals (Wormit, 2024b)

Phase	Module	Titel/inhaltliche Ausrichtung
	Modul 0	musiktherapeutischer Erstkontakt
Phase 1	Modul 1	Beziehungsarbeit
	Modul 2	Aktivierung von erinnertem Wohlbefinden
Phase 2	Modul 3	Emotionsregulation
	Modul 4	Arbeit am Symptom
Phase 3	Modul 5	Erprobung und Implementierung flexiblerer Verhaltens- und Erlebensweisen
	Modul 6	Alltagstransfer & Generalisierung

In den Ablaufbeschreibungen der Behandlungsmodule (graue Kästen) wird durchgängig die männliche Form „Therapeut" und weibliche „Patientin" verwendet.

6.8.1 Modul 0: Musiktherapeutischer Erstkontakt

Der musiktherapeutische Erstkontakt ist aufgeteilt in eine kurze Einführung zur Musiktherapie, ein Anamnesegespräch (Teil A) und eine musiktherapeutische Diagnostik (Teil B). Teil A umfasst ca. 20 Minuten und kann unvollständige Patient:inneninformationen ergänzen. Teil B erfasst in ca. 30 Minuten die musikalische Sozialisation der Patient:innen, eine Instrumentenvorstellung und die Feststellung der Ausprägung von musikalischer Starrheit (Kap. 6.2.2) im Sinne der gehemmten Expressivität (Kap. 6.2.1).

Teil A: Einführung und Anamnesegespräch

- Erläuterung des Aufnahmegesprächs: kurze Einführung in Setting, Methoden und Wirkungsweisen der Musiktherapie
- Ermittlung der aktuellen subjektiven Schmerzstärke (Numerische Ratingskala, NRS)
- ergänzende Krankheitsanamnese (genaue Abklärung von Schmerzentwicklung und -auftreten, persönliche Schilderung des Schmerzbildes, bisherige Behandlungserfahrungen, Eigenstrategien, symptomrelevante biografische Daten und Zusammenhänge, Augenmerk auf Ressourcen sowie psychosoziale Belastungen und Chronifizierungsfaktoren).

Numerische Ratingskala (NRS)

Die Numerische Ratingskala ist ein Standardinstrument zur klinischen Schmerzmessung. Patient:innen bewerten ihre Schmerzstärke zwischen 0 und 10 (0 = kein Schmerz / 10 = stärkster vorstellbarer Schmerz; Beispiel unter https://www.schmerzgesellschaft.de/patienteninformationen/schmerzdiagnostik/messung-der-schmerzstaerke, Zugriff am 27.05.2025).

Entsprechend dem klinischen Referenzwissen kann eine Veränderung um +/- 2 Punkte schon auf eine relevante Verbesserung/Verschlechterung hinweisen. Die Werte > 6,6 liegen im Bereich von starken Schmerzen, Werte > 3,3 und < 6,6 im Bereich von mittleren Schmerzen und Werte < 3,3 im Bereich von leichten Schmerzen. Für den therapeutischen Prozess wird die Abfrage für die „aktuelle Schmerzstärke im Moment“ und für die „Schmerzen in den letzten vier Tagen, einschließlich heute“ eingesetzt. Die aktuelle Schmerzstärke erweist sich als hilfreiche Abfrage zur Einschätzung des Stundenverlaufs. Sie kann zu Beginn oder am Ende der Sitzung sowie vor und nach der Durchführung einer musiktherapeutischen Technik abgefragt werden. Für die Beurteilung des Therapieverlaufs und -ergebnisses wird die Abfrage der letzten vier Tage bevorzugt, da ein größeres Zeitintervall berücksichtigt wird und somit verlässlichere Angaben über auch periodisch auftretende Schmerzen gesammelt werden können (Hillecke et al., 2009).

Teil B: Musikalischer Teil der Anamnese; Fokus: Musikalischer Ausdruck und Responsibilität

- Erhebung der musikalischen Sozialisation und des aktuellen „Gebrauchs" von Musik (wie z.B. musikalische Präferenzen, eigenes Musizieren, Häufigkeit von Musikhören und/oder Musizieren, Erfahrung mit subjektiv empfundener Musikwirkung in spezifischen Situationen und Gemütszuständen)
- Vorstellung der Musikinstrumente
- Exploration von Entspannungs- und Erlebnisfähigkeit (rezeptiv)
  - Ermittlung der aktuellen Schmerzstärke (NRS) vor der Intervention
  - Freie rezeptive Intervention (inkl. Entspannungsinduktion und -ausleitung)
  - Nachgespräch: Wie gut gelingt die Entspannung, Körperwahrnehmung oder das Assoziieren? Liegt eine Hemmung/Erstarrung vor?
  - Ermittlung der aktuellen Schmerzstärke (NSR) nach der Intervention
- Exploration von musikalischer Starrheit (aktiv)
  - Ermittlung der aktuellen Schmerzstärke (NRS) vor der Intervention
  - Freie Improvisation (mit Fokus auf Intensivierung und Veränderung/Eingrenzung des Tonraums, z.B. am Vibraphon, kann hilfreich sein)
  - Nachgespräch: Wie gut gelingt die musikalische Ausdrucks- und Beziehungsgestaltung? Liegt eine musikalische Starrheit vor? (Kriterien der musikalischen Starrheit: Tonraum und -umfang der Patient:innen, Struktur- und Klangpräferenzen, musikalische Flexibilität: rhythmisch, dynamisch, metrisch, harmonisch)
  - Ermittlung der aktuellen Schmerzstärke (NRS) nach der Intervention

> **!** Liegen Einschränkungen im Sinne des „erstarrten Bezugskorrelats" vor, bestätigen sich diese auch in einer starren musikalischen Spielweise. Wirkt der:die Patient:in motiviert, kann mit der musiktherapeutischen Behandlung nach dem Manual begonnen werden.

6.8.2 Modul 1: Beziehungsarbeit

Das Modul 1 „Beziehungsarbeit" beinhaltet den Aufbau einer vertrauensvollen therapeutischen Beziehung auf der Grundlage von therapeutischen Begegnungshaltungen und Gesprächstechniken (Wormit et al., 2020b). Zur Vorbereitung von Modul 2 „Aktivierung von erinnertem Wohlbefinden" wird gemeinsam ein

Wohlfühlbild eruiert, das mit angenehmen Erinnerungen und Bildern verbunden ist. In der Regel handelt es sich dabei um Urlaubserinnerungen oder Erlebnisse in der Natur.

Beziehungsarbeit

„Erstarrtes Bezugskorrelat", das im Vordergrund steht:

- erinnerbares Wohlbefinden

Ziele

- Beziehungsaufbau
- gemeinsames Erarbeiten eines Wohlfühlbildes und der Wohlfühlmusik (erste Sitzung)

Stundenablauf

Begrüßung der Patientin. Einstiegsfragen des Musiktherapeuten befassen sich mit dem momentanen Befinden und Erleben, der aktuellen Schmerzstärke (NRS) und der durchschnittlichen Schmerstärke in den letzten vier Tagen, einschließlich heute (NRS). Während des therapeutischen Gesprächs wird auf positive Äußerungen und Erinnerungen der Patientin geachtet und nachgefragt, ob diese mit Wohlfühlmomenten verknüpft werden können. Wichtig ist, eine einfühlsame und empathische Atmosphäre zu schaffen, in der die Wünsche oder Stimmungen der Patientin Platz finden können.
Hat sich die Patientin für ein Wohlfühlbild entschieden, wird das Bild ausführlich im therapeutischen Gespräch erarbeitet. Damit der Therapeut eine passende Wohlfühlmusik kreieren kann, werden Instrumente, Klänge, Töne erprobt und ausgewählt. Die Patientin ist am Kompositionsprozess beteiligt, in dem sie auf persönliche Präferenzen der Spieleweise, Dynamik, Tempo etc. hinweist.

Tipps

- Für die Erarbeitung des Wohlfühlbilds und der Wohlfühlmusik kann die komplette Sitzungsdauer von 50 Minuten verwendet werden. Falls die Gestaltung weniger Zeit beansprucht, kann bereits Modul 2 eingesetzt werden.
- Falls kein Wohlfühlbild im Gespräch erarbeitet werden kann, bietet der Therapeut ein Wohlfühlbild an (z.B. Strandspaziergang, Bergtour oder Ballonfahrt).

- Kann sich die Patientin auf kein Wohlfühlbild einlassen, kann in Modul 2 alternativ eine freie rezeptive Intervention eingesetzt werden.

6.8.3 Modul 2: Aktivierung von erinnertem Wohlbefinden

Modul 2 „Aktivierung von erinnertem Wohlbefinden" baut auf Modul 1 „Beziehungsarbeit" auf und beinhaltet die musikalisch gestützte Ressourcenaktivierung durch die Arbeit mit dem Wohlfühlbild.

Aktivierung von erinnertem Wohlbefinden

„Erstarrte Bezugskorrelate", die im Vordergrund stehen:
- erinnerbares Wohlbefinden
- Selbstbild/Körperbild

Ziele
- Beziehungsaufbau
- Aktivierung von Wohlbefinden und Selbstbewältigungsstrategien

Instrumente
z. B. Klavier, Gitarre, Vibraphon, Monochord, Gong, Laier

Musiktherapeutische Technik
Themenzentrierte rezeptive Intervention (Wohlfühlbild): Das im therapeutischen Gespräch entstandene Wohlfühlbild kann gehört und erlebt werden. Die musikalische Spielweise und das Instrument werden gemeinsam festgelegt. Der Therapeut spielt für die Patientin, um das Erleben und die Ressourcen der Patientin zur aktiveren (von Moreau et al., 2013).

Stundenablauf
Begrüßung der Patientin. Einstiegsfragen des Musiktherapeuten befassen sich mit dem momentanen Befinden und Erleben, der aktuellen Schmerzstärke (NRS) und der durchschnittlichen Schmerstärke in den letzten vier Tagen, einschließlich heute (NRS).

Überleitung zur musiktherapeutischen Technik mit dem erarbeiteten Wohlfühlbild: Verbale Induktion - Wohlfühlmusik - Wegnahme der Entspannung. Die Patientin sitzt während der Intervention auf dem Stuhl. Anschließend mit der Patientin über das Erlebte und Erfahrene während der rezeptiven Intervention reflektieren. Wie war die Befindlichkeit? Konnte das Wohlfühlbild aktiviert werden? War es angenehm? Hat sich die Körperwahrnehmung verändert? Wie wurde die Wohlfühlmusik empfunden? Wie stark ist die aktuelle Schmerzstärke (NRS)?
Wenn es sich aus dem Stundenprozess ergibt und zeitlich möglich ist, kann die Intervention wiederholt werden. Die Patientin erhält die Aufgabe, das Wohlfühlbild in Alltags- und Berufszusammenhängen zu aktivieren.

Variation
Die Patientin soll während der rezeptiven Intervention auf dem Stuhl sitzen, da häufig in Alltags- und Berufssituationen gesessen wird (z. B. im Auto/Bus oder am Bürotisch). Falls dies nicht möglich ist, kann die Patientin auch im Liegen das Wohlfühlbild aktivieren.

Tipps
- Fällt es der Patientin zunächst schwer, ein Wohlfühlbild zu finden, sollte eine freie rezeptive Intervention angewandt werden (s. Tipps zu Modul 1 in Kap. 6.8.2). Dabei entstandene Assoziationen und Bilder können die Erarbeitung des Wohlfühlbilds unterstützen.
- Hat die Patientin das Wohlfühlbild gut verinnerlicht, ist es in der Musiktherapie gut aktivierbar, kann der Musiktherapeut bereits früher mit den zweiten Behandlungsphase beginnen.
- Ist das Wohlfühlbild der Patientin noch nicht gut verinnerlicht und abrufbar, sollte die erste Behandlungsphase verlängert werden.
- Die Wohlfühlmusik kann aufgenommen und der Patientin für die Umsetzung im Alltag mitgegeben werden.
- Ist das rezeptive Arbeiten mit der Patientin nicht möglich, kann eine aktive Gestaltung des Wohlfühlbilds in Form einer themenzentrierten Improvisation angeboten und Modul 3 vorgezogen werden.

6.8.4 Modul 3: Emotionsregulation

> **!**
> Ist das Wohlfühlbild innerhalb der ersten vier Behandlungseinheiten so verankert, dass sowohl in der Therapie als auch in Alltags- und/oder Berufssituationen darauf zurückgegriffen werden kann, kann in die zweite Behandlungsphase „Verringerung der Symptome“ übergeleitet werden.
> **Aber:** Abhängig vom Therapieprozess und individuellen Fortschritt von Patient:innen können Therapeut:innen entscheiden, früher mit der zweiten Behandlungsphase zu beginnen bzw. die erste Behandlungsphase zu verlängern.

Das Modul „Emotionsregulation“ befasst sich mit der musikalischen Gestaltung und Flexibilisierung von Emotionen und dem Wohlfühlbild. Ab der fünften Behandlungseinheit wird der:die Patient:in aktiv in die musikalische Umsetzung der Improvisationen einbezogen. Im Vordergrund steht die Darstellung von Emotionen mittels freier und themenzentrierter Improvisationen, um die Auflösung der musikalischen Starrheit (Kap. 6.2.2) zu stimulieren.

Emotionsregulation

„Erstarrte Bezugskorrelate“, die im Vordergrund stehen:

- erinnerbares Wohlbefinden
- Selbstbild/Körperbild
- motorische, para- und nonverbale Ausdruckformen

Ziele

- affektive Schmerzwahrnehmung
- emotionale Flexibilisierung

Instrumente

- positiv konnotiert: z.B. Metallophon, Xylophon, Vibraphon, Klavier und Gitarre (auch hilfreiche Therapeut:inneninstrumente)
- negativ konnotiert: z.B. Pauke, Conga, Djembe, Gong

Musiktherapeutische Technik

- Themenzentrierte Improvisation (Emotionen, Wohlfühlbild): Eine im therapeutischen Gespräch besprochene Emotion (auch Gefühl oder Stimmung) oder das Wohlfühlbild werden musikalisch gestaltet. Nach der Improvisation werden die erlebten Emotionen reflektiert und die inhaltliche Auseinandersetzung, je nach Therapiesituation, vertieft. Diese Technik soll ressourcenorientiert eingesetzt werden (von Moreau et al., 2013).
- Freie Improvisation: Der Therapeut und die Patientin spielen spontan, ohne ein Thema oder eine Regel festzulegen. Im musikalischen Spiel setzt der Therapeut Intensivierungs- und Veränderungsimpulse ein, um die musikalische Spiel- und Ausdrucksweise der Patientin erlebnisorientiert zu flexibilisieren (von Moreau et al., 2013).

Stundenablauf

Begrüßung der Patientin. Einstiegsfragen des Musiktherapeuten befassen sich mit dem momentanen Befinden und Erleben, der aktuellen Schmerzstärke (NRS) und der durchschnittlichen Schmerstärke in den letzten vier Tagen, einschließlich heute (NRS). Wenn die letzte Therapiestunde mit einer verbesserten Befindlichkeit bezüglich Schmerzen oder Stimmung beendet wurde, sollte nachgefragt werden, wie lange dieser Zustand angehalten hat. Ebenfalls soll die Aufgabe zur Aktivierung des Wohlfühlbilds in Alltags- und Berufszusammenhängen besprochen werden.

Um der Patientin den Einstieg ins aktive Spiel zu erleichtern, kann die improvisatorische Umsetzung des Wohlfühlbilds eingesetzt werden. Dabei sucht sich die Patientin ein passendes Instrument zu ihrer Wohlfühlmusik aus (Kap. 6.8.3, Modul 2) und ergänzt bzw. erweitert dieses mit ihrem Spiel. Ebenso kann die freie Improvisation als Einstieg in das aktive Spiel genutzt werden. Schwerpunktmäßig soll die Erarbeitung und Flexibilisierung von Emotionen in Form von themenzentrierten Improvisationen stattfinden. Diese kann sowohl positive Inhalte, wie z. B. Freude, Leichtigkeit oder Wohlbefinden als auch negative wie z. B. Wut, Traurigkeit und Stress umfassen. Der Therapeut verwendet stützende und empathische Skills (Techniken) im Zusammenspiel mit der Patientin (von Moreau et al., 2013). Vor und nach der aktiven Intervention findet die Schmerzabfrage (NRS) statt.

Nach der Improvisation wird das emotional Erlebte reflektiert. Wenn es sich aus dem Stundenprozess ergibt und zeitlich möglich ist, können emotionale Aspekte verbal und musikalisch in einer weiterführenden Improvisation erweitert bzw. vertieft werden.

Tipps

- Löst die emotionale Flexibilisierung eine erhöhte Schmerzstärke oder belastende Gefühle aus, kann zur Entlastung das Wohlfühlbild eingesetzt werden (Modul 2 in Kap. 6.8.3).
- Bei stark belastenden Patient:innen kann der Einsatz der freien Improvisation zu Beginn der zweiten Behandlungsphase bzw. als Einstieg in die Therapiestunde günstiger sein als direkt die Arbeit an den Emotionen zu fokussieren.
- Mögliche in einer freien Improvisation entstandene Erinnerungen, Gefühle bzw. Themen können im Rahmen einer themenzentrierten Improvisation vertieft werden.
- Schildern Patient:innen Belastungen und Schwierigkeiten in sozialen Beziehungen (z. B. Familie oder Arbeit), können diese im therapeutischen Gespräch thematisiert werden. Im Fokus soll dabei das emotionale Erleben stehen und über themenzentrierte Improvisationen bearbeitet werden. Die Umsetzung von Rollenspielen sollte vermieden werden, da die zweite Behandlungsphase die emotionale Flexibilisierung unterstützt.

Achtung: Rollenspiele werden in der dritten Behandlungsphase eingesetzt!

6.8.5 Modul 4: Arbeit am Symptom

> **!** Die Arbeit am Symptom wird in der zweiten Hälfte der Behandlungsphase – ab der zwölften Behandlungseinheit – eingesetzt, wenn die emotionale Flexibilisierung bei Patient:innen erkennbar ist. D. h., die Patient:innen entdecken im Rahmen ihrer „gehemmten Expressivität" Zusammenhänge zwischen Emotionen und Schmerzstärke (NRS) und können diese in der Therapiesituation und in ihrem Alltagserleben positiv einsetzen.

Das Modul „Arbeit am Symptom" kann ab der zwölften Behandlungseinheit eingesetzt werden, wenn durch das Modul „Emotionsregulation" bereits eine emotionale Flexibilisierung und somit auch eine Auflösung der *gehemmten Expressivität* und des *erstarrten Bezugskorrelats* begonnen hat. Inhaltlich wird der Schmerz über die musikalische Gestaltung externalisiert.

Arbeit am Symptom

„Erstarrte Bezugskorrelate", die im Vordergrund stehen:
- erinnerbares Wohlbefinden
- Selbstbild/Körperbild
- motorische, para- und nonverbale Ausdruckformen

Ziele
- Externalisierung und Umdeutung des Schmerzes
- Aufmerksamkeitsdefokussierung

Instrumente
von Patient:innen häufig verwendete Instrumente: Pauke, Gong, Streichpsalter, Vibraphon, Schlitztrommel, Becken

Musiktherapeutische Technik
Themenzentrierte Improvisation (Schmerz): Im therapeutischen Gespräch werden mit der Patientin besprochen, welche sensorische und/oder affektive Schmerzqualitäten im Vordergrund stehen. Die Musikinstrumente werden den Qualitäten zugeordnet und ein Ablauf der Improvisation entsprechend eines „typischen" Schmerzverlaufs festgelegt. Diese Technik soll erlebnis- und konfliktorientiert eingesetzt werden (von Moreau et al., 2013).

Schmerzqualitäten nach Geissner (1996):
- affektiv: quälend, grausam, erschöpfend, heftig, mörderisch, elend, schauderhaft, scheußlich, schwer, entnervend, marternd, furchtbar, unerträglich oder lähmend
- sensorisch: schneidend, klopfend, brennend, reißend, pochend, glühend, stechend, hämmernd, heiß oder durchstoßend

Stundenablauf (1)
Begrüßung der Patientin. Einstiegsfragen des Musiktherapeuten befassen sich mit dem momentanen Befinden und Erleben, der aktuellen Schmerzstärke (NRS) und der durchschnittlichen Schmerstärke in den letzten vier Tagen, einschließlich heute (NRS). Wenn die letzte Therapiestunde mit einer verbesserten Befindlichkeit bezüglich Schmerzen oder Stimmung beendet wurde, sollte nachgefragt werden, wie lange dieser Zustand angehalten hat. Ebenfalls soll die Aufgabe zur Aktivierung des Wohlfühlbilds sowie Flexibi-

lisierung des emotionalen Erlebens in Alltags- und Berufszusammenhängen besprochen werden.
Der Therapeut leitet die Stunde mit Fokus auf das Thema Schmerz ein. Die Patientin soll detailliert die Schmerzsymptomatik und das individuelle Schmerzerleben beschreiben. Der Therapeut achtet im Gespräch darauf, dass für die Beschreibung des Schmerzerlebens die Qualitäten nach Geissner (1996) verwendet werden. Zur Vorbereitung der themenzentrierten Improvisation werden den im Vordergrund stehenden Schmerzqualitäten Klänge und/oder Töne von Instrumenten zugeordnet. Dann wird gemeinsam besprochen, wie die Schmerzqualität am Instrument gespielt und damit ausgedrückt werden kann. Weiter kann für den Schmerzverlauf ein musikalisches Arrangement festgelegt werden.

Tipps zur Arbeit mit den Schmerzqualitäten:

- Falls mehrere Schmerzqualitäten angegeben werden, sich auf diejenigen konzentrieren, die im Vordergrund stehen und die Patientin momentan am meisten belasten.
- Mehrere Schmerzqualitäten können zwischen der Patientin und dem Therapeuten aufgeteilt werden. Die Improvisation wird mit Fokus auf der konfrontierenden Technik „Spalten“ durchgeführt (von Moreau et al., 2013).
- Falls nur eine Qualität im Fokus steht, kann die Patientin diese auch solistisch darstellen. In der Regel möchte die Patientin vom Musiktherapeuten begleitet werden.
- Wenn nur sensorische Qualitäten der Patientin mit dem Schmerz verbunden sind, werden diese in der Improvisation dargestellt. Der Therapeut erarbeitet im Nachgespräch emotionale, affektive Anteile, die bei der Patientin möglicherweise durch die Musik entstanden sind. Das aus dem therapeutischen Gespräch heraus entstandene Gefühl kann in einer themenzentrierten Improvisation weiterbearbeitet werden.
- Wenn nur affektive Qualitäten im Vordergrund stehen, kanalisiert der Therapeut im Nachgespräch die Gefühle und Emotionen, die durch die Improvisation entstanden sind. Über das im Vordergrund stehende Gefühl kann eine themenzentrierte Improvisation zur weiteren emotionalen Flexibilisierung angeboten werden.
- Gibt die Patientin sowohl affektive als auch sensorische Qualitäten an, können diese in der Improvisation kombiniert werden. Qualitäten immer zwischen der Patientin und dem Therapeuten aufteilen.

Stundenablauf (2)

Vor und nach der aktiven Intervention findet die Schmerzabfrage (NRS) statt. Der Therapeut verwendet stützende, empathische und konfrontierende Skills (Techniken) im Zusammenspiel mit der Patientin (von Moreau et al., 2023).

Nach der Improvisation wird das emotional Erlebte reflektiert und vertieft.

Tipps

- Führt die musikalische Auseinandersetzung mit den Schmerzen zu einer Verschlechterung der Schmerzsymptomatik, sollte auf das Wohlfühlbild zurückgegriffen werden (Modul 2, Kap. 6.8.3).
- Aus der schmerzfokussierenden Improvisation entstandene Gefühle können in einer themenzentrierten Improvisation vertieft werden (Modul 3, Kap. 6.8.4).
- Wenn es sich ergibt bzw. sinnvoll ist, im Laufe der Therapiestunde am Schmerz weiterzuarbeiten, können mehrere themenzentrierte Improvisationen mit dem Fokus auf Schmerz durchgeführt werden.
- Die Arbeit am Symptom (Schmerz) kann auch über mehrere Therapiestunden durchgeführt werden.

6.8.6 Modul 5: Erprobung und Implementierung flexiblerer Verhaltens- und Erlebensweisen

Das Modul „Erprobung und Implementierung flexibler Verhaltens- und Erlebensweisen" wird ab der 17. Behandlungseinheit umgesetzt. Es beinhaltet das spielerische Einüben von adäquaten Interaktionsformen zur Verbesserung des Erlebens von Selbstwirksamkeit und Selbstvertrauen sowie von Konfliktfähigkeit und Konfliktverhalten.

Erprobung und Implementierung flexiblerer Verhaltens- und Erlebensweisen

„Erstarrte Bezugskorrelate", die im Vordergrund stehen:

- soziale Beziehungen
- motorische, para- und nonverbale Ausdruckformen

Ziele

- Verbesserung von Selbstwirksamkeit und Selbstvertrauen
- Förderung von Konfliktfähigkeit und -verhalten

Instrumente

- positiv konnotiert: z.B. Metallophon, Xylophon, Vibraphon, Klavier und Gitarre
- negativ konnotiert: z.B. Pauke, Conga, Djembe, Gong

Musiktherapeutische Technik

- Problem- bzw. konfliktzentriertes Rollenspiel: Der Therapeut und die Patientin inszenieren durch musikalische Rollenspiele problematische Alltagssituationen, die Einfluss auf die Schmerzsymptomatik haben und damit den Alltag belasten, und erproben Alternativen. Das Ziel ist die konkrete musikalisch gestützte Inszenierung von Alltags- und Berufssituationen (von Moreau et al., 2013).

Stundenablauf

Begrüßung der Patientin. Einstiegsfragen des Musiktherapeuten befassen sich mit dem momentanen Befinden und Erleben, der aktuellen Schmerzstärke (NRS) und der durchschnittlichen Schmerstärke in den letzten vier Tagen, einschließlich heute (NRS). Wenn die letzte Therapiestunde mit einer verbesserten Befindlichkeit bezüglich Schmerzen oder Stimmung beendet wurde, sollte nachgefragt werden, wie lange dieser Zustand angehalten hat. Ebenfalls soll die Aufgabe zur Aktivierung des Wohlfühlbilds sowie Flexibilisierung des emotionalen Erlebens in Alltags- und Berufszusammenhängen besprochen werden.

Der Therapeut fokussiert im Gespräch problematische Alltagssituationen (z.B. familiärer oder beruflicher Kontext), die den Schmerz beeinflussen. Jetzt können auch Konfliktsituationen im familiären bzw. beruflichen Alltag musikalisch aufgegriffen werden, die die Patientin bereits in der zweiten Behandlungsphase thematisiert hat.

Zur Vorbereitung des musikalischen Rollenspiels werden die Rollen festgelegt. Die Patientin beschreibt ihre Rolle und die Rolle des Therapeuten. Die Patientin sucht die Instrumente aus und ordnet diese den Rollen zu. Die Patientin beschreibt genau, wie der Therapeut zu spielen hat. Ebenso sollte beachtet werden, wie die Instrumente zueinander stehen. Wie ist das Verhältnis der Instrumente zueinander – sind sie gleichwertig oder gegensätzlich?

Der Therapeut verwendet konfrontierende Skills (Techniken) im musikalischen Zusammenspiel mit der Patientin (von Moreau et al., 2013). Vor und nach der aktiven Intervention findet die Schmerzabfrage (NRS) statt.
Nach der Improvisation wird das Rollenspiel reflektiert. Wie erlebte die Patientin ihre Rolle? Wie wurde die umgesetzte Rolle des Therapeuten wahrgenommen?

Tipps

- Wenn es sich ergibt, ist es sinnvoll, im Laufe der Therapiestunde an der problematischen Alltagssituation weiterzuarbeiten. Belastungssituationen können innerhalb der Therapiestunde differenziert und weiterführende Rollenspiele durchgeführt werden.
- Das im Rollenspiel entstandene Gefühl (sowohl negativ als auch positiv) kann in einer themenzentrierten Improvisation weiterbearbeitet werden und somit weiterführend die emotionale Flexibilisierung fördern (Kap. 6.8.4).
- Führt das Rollenspiel zu einer Verschlechterung der Schmerzsymptomatik, sollte auf das Wohlfühlbild zurückgegriffen werden (Kap. 6.8.3).
- Die Patientin erhält die Hausaufgabe, im Alltag auf ihr Verhalten und Erleben in typischen Belastungssituationen zu achten sowie die in der Therapie erarbeiteten neuen Verhaltens- und Erlebensweisen einzusetzen.
- Die Arbeit an problematischen, schmerzauslösenden Alltagssituationen findet von Therapieeinheit 17 bis 19 statt.

6.8.7 Modul 6: Alltagstransfer und Generalisierung

Das Modul „Alltagstransfer und Generalisierung“ wird wie Modul 5 ab der 17. Behandlungseinheit umgesetzt. Es beinhaltet die Stabilisierung des Erreichten und Ablösung von der Therapie.

Alltagstransfer & Generalisierung

„Erstarrte Bezugskorrelate“, die im Vordergrund stehen:

- Selbstbild / Körperbild
- soziale Beziehungen
- motorische, para- und nonverbale Ausdruckformen

Ziele

- Integration von Erlebens- und Handlungsalternativen in den Alltag
- Stabilisierung des Erreichten (Behandlungsevaluation)
- Therapieablösung

Musiktherapeutische Technik

Themenzentrierte Improvisation (Behandlungsevaluation): Im therapeutischen Gespräch wird mit der Patientin besprochen, welche Stärken und Schwächen bearbeitet wurden und wie diese sich im Verlauf der Therapie verändert haben. Diese Technik soll ressourcenorientiert eingesetzt werden (von Moreau et al., 2013).

Stundenablauf

Begrüßung der Patientin. Einstiegsfragen des Musiktherapeuten befassen sich mit dem momentanen Befinden und Erleben, der aktuellen Schmerzstärke (NRS) und der durchschnittlichen Schmerstärke in den letzten vier Tagen, einschließlich heute (NRS). Wenn die letzte Therapiestunde mit einer verbesserten Befindlichkeit bezüglich Schmerzen oder Stimmung beendet wurde, sollte nachgefragt werden, wie lange dieser Zustand angehalten hat. Ebenfalls soll die Aufgabe zur Aktivierung des Wohlfühlbilds sowie Flexibilisierung des emotionalen Erlebens in Alltags- und Berufszusammenhängen besprochen werden.

Der Alltagstransfer beinhaltet die verbale Nachbereitung der in den vorherigen Modulen erprobten Erlebens- und Handlungsalternativen, wie Wohlfühlbild, emotionale Flexibilisierung sowie Alltags- und Berufssituationen. Der Therapeut gibt Hausaufgaben, in denen gezielt Erlebens- und Handlungsalternativen innerhalb einer Woche umgesetzt werden sollten.

Im Rahmen der Behandlungsevaluation kann die Patientin in den letzten beiden Sitzungen (19. und 20. Behandlungseinheit) resümierend mit den relevanten Instrumenten zum Wohlbefinden, zur emotionalen Flexibilisierung und zur Gestaltung von Handlungsalternativen arbeiten. Wichtige musikalische Erlebnisse werden abschließend musikalisch und verbal mit dem Therapeuten reflektiert und abgeschlossen.

Der Therapeut verwendet stützende, empathische und konfrontierende Skills (Techniken) im musikalischen Zusammenspiel mit der Patientin (von Moreau et al., 2013).

Tipps
- Die Behandlungsevaluation kann auch solistisch von der Patientin umgesetzt werden.
- Die Schmerzabfrage (NRS) wird nur noch zu Beginn und am Ende der Sitzung durchgeführt.
- Führt die verbale Nachbereitung des Alltagstransfers oder die musikalische Behandlungsevaluation zu einer Verschlechterung der Schmerzsymptomatik, kann bei Bedarf auf das Wohlfühlbild zurückgegriffen werden.

6.9 Fallvignette

Die im Fallbeispiel (s.a. Wormit et al., 2024, S. 796–797) verwendeten musiktherapeutischen Techniken und Skills entsprechen der Systematisierung von von Moreau et al. (2013), Smetana & Storz (2020) und Bruscia (1987).

6.9.1 Musiktherapeutische Diagnostik

Vorstellung der Patientin

Eine 45-jährige Patientin stellt sich aufgrund chronischer Schmerzen in der musiktherapeutischen Campusambulanz für Musiktherapie an der SRH Hochschule Heidelberg (heute: SRH University of Applied Sciences Heidelberg) vor. Sie berichtet über Schmerzen, überwiegend in den Armen und Beinen sowie in den Kopf-, Hals- und Schulterregionen. Die Schmerzen treten vor allem bei viel Bewegung sowie am Ende des Tages auf. Sie beschreibt Lärm als schmerzauslösend und Wärme als schmerzreduzierend. Es handelt sich um einen Dauerschmerz mit wechselnder Stärke bei einer mittelstarken Schmerzintensität. Im Erstgespräch gibt die Patientin eine Schmerzstärke zwischen 5 und 6 (NRS 0–10) an.

Auslöser für die Symptomatik war eine Operation eines Meningeoms am Kleinhirnbrückenwirbel (Angulus pontocerebellaris).

Im Rahmen einer medizinischen Rehabilitationsmaßnahme wurde nach ICD-10 eine chronische Schmerzstörung mit somatischen und psychischen Faktoren (ICD F45.41) diagnostiziert. Zusätzlich lag eine rezidivierende depressive Störung (ICD F33.1) vor. Trotz hoher Motivation der Patientin war eine berufliche Wiedereingliederung als Kinderkrankenschwester nicht möglich.

Zum Zeitpunkt der Vorstellung macht sie eine Umschulung zur medizinischen Dokumentationsassistentin (MDA). Sie befindet sich in schmerztherapeutischer, psychiatrischer, psychologischer und physiotherapeutischer Behandlung (Kap. 6.4). Sie ist verheiratet und hat einen Sohn.

Die Patientin erhofft sich von der Musiktherapie Entlastung und Zeit für sich. Als Therapieauftrag formuliert sie eine Reduktion der Schmerzen auf eine leichte Schmerzintensität und -stärke zwischen 3 und 4 (NRS 0–10).

Musiktherapeutischer Erstkontakt (Kap. 6.8.1)

Nachdem ich das protokollierte Erstgespräch der Ambulanzleiterin und die Arztberichte gesichtet habe, vereinbare ich einen musiktherapeutischen Erstkontakt mit der Patientin. Ich lerne eine Frau kennen, die einerseits schmerzbedingt sehr angestrengt und gestresst wirkt. Andererseits spüre ich eine hohe Therapiemotivation und große Hoffnung in die Musiktherapie. Aufgrund ihrer langjährigen Krankheitsgeschichte hat sie – wie viele chronisch erkrankte Schmerzpatient:innen – einen großen Erfahrungsraum mit ärztlicher und psychologischer Schmerztherapie sowie mit weiteren aktiven Verfahren (Kap. 6.4).

Ich lade die Patientin ein, über ihre Schmerzen und damit verbundenen Belastungen zu sprechen. Sie beschreibt die Schmerzen als schwer und lähmend, die dauerhaft da sind. Wenn die Schmerzen sehr stark sind und Ruhe bzw. Entspannung nicht helfen, nimmt sie Akutmedikation zur Linderung. Aktuell dominieren die schmerzreichen Tage und damit das Fokussieren auf negatives Erleben. Sie sitzt niedergeschlagen auf dem Stuhl. Ihr Ausspruch „… ist kaum auszuhalten…“ lässt die unangenehme, emotionale Färbung des Schmerzes im Therapieraum spürbar werden. Weiter wirkt sie sehr erschöpft und fokussiert sich auf die innere Auseinandersetzung mit den Schmerzen. Als belastend schildert sie die Ausbildungssituation sowie den stressvollen Umgang mit Lehrer:innen und Mitschüler:innen. Aufgrund großer Entfernung zwischen Ausbildungs- und Wohnort kommt es häufig zu Konflikten und Spannungen mit dem Ehemann und dem Sohn. Der Ehemann selbst ist schon länger psychisch erkrankt, was einen weiteren belastenden Einfluss auf die Ehe hat. Trotz aller Herausforderungen versucht sich die Patientin am Wochenende um ihre Familie zu kümmern. Während des Erzählens sitzt sie steif und klagend auf dem Stuhl, auch ihr Gesichtsausdruck wirkt maskenhaft und starr. Erinnerbares Wohlbefinden ist als Ressource vorhanden. Unter der Woche für sich allein zu sein, tut ihr gut. Dabei hört sie gerne Musik zum Entspannen (Kap. 6.2.1, „Erstarrtes Bezugskorrelat“).

Im Rahmen der musikalischen Anamnese kreiere ich in der *freien rezeptiven Intervention* eine ruhige und entspannende Musik auf dem Vibraphon. Hierbei bestätigt sich die Ressource „Hören" von Musik, die die Patientin eher als schmerzlindernd empfindet. In der *freien Improvisation* ist die musikalische Spielweise der Patientin starr und zurückhaltend. Sie verwendet am Vibraphon nur wenige Töne in einem sehr kleinen Tonraum und spielt sehr leise. Auf meine musikalischen Angebote wie Intensivierung der Lautstärke oder des Tempos am Klavier geht sie nicht ein. Diese empfindet sie als unangenehm und eher schmerzsteigernd (Kap. 6.2.2, „Musikalische Starrheit).

Da Einschränkungen nach dem erstarrten Bezugskorrelat vorliegen und diese sich in einer musikalisch starren Spielweise ausdrücken, werden entsprechend dem Musiktherapiemanual 20 Einheiten à 50 Minuten wöchentlich vereinbart. Zusätzlich zeigt sich eine hohe Therapiemotivation der Patientin. Die musiktherapeutischen Sitzungen finden mittwochs von 8:30 bis 9:20 Uhr statt.

6.9.2 Behandlungsphase 1: Verbesserung des subjektiven Wohlbefindens

Beziehungsarbeit (Kap. 6.8.2)

Aufgrund des Zugangs zu erinnerbarem Wohlbefinden entscheidet sich die Patientin in der ersten Sitzung sehr schnell für ein heimatliches Bergbild als Wohlfühlbild. Dabei beschreibt sie einen blauen Himmel, einen guttuenden weiten Blick und sich sitzend auf einer Bank. Als nächstes suchen wir den passenden Klang zum Bild. Dabei stelle ich Instrumente wie das Klavier, Vibraphon, Monochord oder den Gong vor (Kap. 6.8.3 Modul 2 „Instrumente"). Diese sind ihr aber zu laut und voluminös. Dann entdeckt die Patientin die Kantele und möchte, dass ich das Instrument anspiele. Bereits nach den ersten Tönen nickt sie und der Wohlfühlklang ist gefunden. Er klingt a-Moll pentatonisch und beinhaltet fünf von der Patientin festgelegte Einzeltöne in einer getragenen, aufwärtsbewegenden und leisen Spielweise. Diese Töne empfindet sie als angenehm und stress- bzw. schmerzlindernd. Minimale Veränderungen in der Tonfolge oder Lautstärke wirken belastend und erhöhen die Aufmerksamkeit auf den Schmerz.

Aktivierung von erinnertem Wohlbefinden (Kap. 6.8.3)

Zu Beginn der zweiten Sitzung berichtet die Patientin von sehr starken Schmerzen. Diese begannen am vorherigen Abend und beeinträchtigten ihren Schlaf. Ich frage nach der aktuellen Schmerzstärke und sie schätzt die Intensität zwischen 8 und 9 ein (NRS 0 – 10). Die Schmerzen treten vor allem in den Unterarmen und im Schulterbereich auf. Sie erzählt mir, dass sie die Sitzung eigentlich absagen wollte, mich aber telefonisch im Büro nicht erreicht hatte. Da die Sitzungen sehr früh, vor Beginn ihrer Schule stattfanden, war ich bereits in der Ambulanz und bereitete den Therapieraum vor. Nach möglichen Auslösern der Schmerzen gefragt, überlegt die Patientin, ob eine schwierige und stressauslösende Situation am Vortag in der Schule der Grund sein könnte. Im Unterricht wurde ein Thema besprochen und über welches dann das Pro und Contra weiterführend „wie in einer Talkshow“ diskutiert werden sollte. Nach der Aufforderung der Lehrerin, ihre Meinung zu vertreten, geriet die Patientin unter Stress und war überfordert bzw. blockiert.

Ich frage nach, ob die Patientin gestern Abend an das Wohlfühlbild gedacht hat. Sie verneint, erzählt aber, dass sie unter der Woche immer mal wieder daran gedacht hatte und dabei eine erleichternde sowie befreiende Wirkung gespürt hätte. Dann leite ich in die themenzentrierte rezeptive Intervention zum Wohlfühlbild über. In der verbalen Entspannungsinduktion führe ich die Patientin auf ihren Berg, sitzend auf der Bank und spiele dann die Wohlfühlmusik auf der Kantele. Ich beginne mit ihren fünf vertrauten, aufwärtsbewegenden Wohlfühltönen und variiere diese im Mittelteil der Wohlfühlmusik, indem ich die Lautstärke leicht intensiviere und eine Veränderung mit der Abwärtsbewegung der Töne einführe. Zum Abschluss wechsele ich wieder in die fünf vertrauten, aufwärtsbewegenden Töne und beende nach ca. zehn Minuten die Wohlfühlmusik. Die Patientin atmet tief durch und beginnt sofort zu erzählen. Den Anfang- und Schlussteil empfand sie als sehr schön und sehr entspannend. Sie saß im Liegestuhl, konnte sich gut fallen lassen und spürte die Schmerzen kaum. Der Mittelteil fühlte sich nicht so harmonisch an – irgendwie ein „Rauf und Runter“, sodass sich die Schmerzen und Anspannung verstärkten. Ich frage nach der Schmerzstärke und sie schätzt die Intensität nach der rezeptiven Intervention auf 5 (NRS 0 – 10). Im Verlauf der Sitzung sieht die Patientin immer mehr den Zusammenhang mit der überfordernden Unterrichtssituation und der sich im Laufe des Vorabends entwickelnden starken Schmerzsymptomatik. Zum Abschluss der Sitzung wünscht sie sich noch mal die Wohlfühlmusik mit den fünf vertrauten, aufwärtsbewegenden Einzeltönen.

Nachgefragt wie es ihr in der letzten Woche ging, antwortet die Patientin zu Beginn der dritten Sitzung, dass der Mittwoch der allerbeste Tag war. Nach der

Musiktherapie ging sie in die Schule und saß tiefenentspannt im Unterricht. Sie fühlte sich den ganzen Tag so gut, dass sie es selbst nicht glauben konnte. Auch wenn es immer wieder Schmerzen in den Armen und im Rücken gab, lag die Schmerzstärke innerhalb der letzten Woche durchschnittlich zwischen 3 und 4 (NRS 0–10). In dieser Sitzung saß sie in ihrem Wohlfühlbild auf einer Bank, der Himmel war ein wenig bewölkt und nach einer Weile setzte sich ihr Sohn zu ihr. Gegen Ende wurde es wolkiger und ihr Ehemann stand hinter der Bank. Freund:innen bereicherten in der vierten Sitzung das Wohlfühlbild und die Patientin lief mit ihnen und ihrer Familie den Berg hinunter zu einer Hütte, um gemeinsam Zeit zu verbringen.

Insgesamt zeigt sich eine Flexibilisierung des Wohlfühlbildes. Musikalische Veränderungen in der Lautstärke oder in der Melodieführung im Spiel des Therapeuten kann sie besser aushalten und integrieren (Kap. 6.2.2 „Musikalische Starrheit").

Qualitätsmonitoring: Nach Abschluss der ersten Behandlungsphase liegt eine Schmerzstärke zwischen 3 und 4 vor (NRS 0–10). Das Wohlfühlbild ist gut verankert und die Patientin kann es gut in der Therapie als auch in Alltags- und/oder Schulsituationen einsetzen. Somit kann in die zweite Behandlungsphase übergeleitet werden.

6.9.3 Behandlungsphase 2: Verringerung der Symptome

Emotionsregulation (Kap. 6.8.4)

In der zweiten Behandlungsphase prägen Gefühle wie Stress, Ohnmacht, Wut, Freiheit, Leichtigkeit und Wohlgefühl das Therapiegeschehen.

Beispielhaft möchte ich nun die fünfte Sitzung darstellen. Nach meiner Einstiegsfrage erzählt die Patientin von ihrem Wochenende. Ihr Bedürfnis, ihre Freund:innen wieder mehr zu besuchen, hatte sie von Freitag bis Samstag spontan umgesetzt. Der Besuch eines befreundeten Paares war sehr schön und sie hat sich sehr wohl bei bzw. mit ihnen gefühlt. Der Ehemann und ihr Sohn waren nicht so begeistert, da für ihre eigentlichen Wochenendtätigkeiten in der Versorgung der Familie weniger Raum zur Verfügung stand. Das weitere Wochenende von Samstagnachmittag bis Sonntag beschriebt sie als stressvoll und konfliktreich. Ich fasse ihr Wochenende zusammen und schlage vor, mit den Themen „Wohlfühlen" und „Stress" musikalisch zu arbeiten.

Nachgefragt, mit welchem Gefühl die Patientin beginnen möchte, entscheidet sie sich zuerst für das angenehme Wohlgefühl. Als „Wohlfühl"-Instrument wählt sie das Metallophon und ich begleite sie am Klavier. Die Patientin beginnt in der *themenzentrierten Improvisation* vorsichtig zu spielen und entscheidet sich für die Wohlfühltöne „g, a, h, c1", die sie in einem langsamen Viertelpuls auf- und abwärtsbewegend spielt. Ich passe mich am Klavier an die Lautstärke sowie das Tempo an und unterstütze sie mit einem harmonischen Fundament auf F-Dur. Ihre Melodie und Spielweise erinnert mich an unsere musikalische Umsetzung des Wohlfühlbildes. Nach und nach wird das Spiel der Patientin immer sicherer und klarer. Dies zeigt sich auch in einer selbstbewussteren Ausholbewegung mit dem Mallet in der rechten Hand. Dann führt sie eine Veränderung in der Melodiebewegung ein und lässt den Ton „h" weg. Ich wechsele vom fundamentgebenden Spiel in F-Dur in eine Begleitung in C-Dur. Es entsteht ein musikalisches „Wohlfühlen", das vor allem durch den Anstieg der Lautstärke kraftvoll erklingt. Nach dem die dreiminütige themenzentrierte Improvisation mit einem Ritardando ausgeklungen ist, beschreibt sie die Musik als „voll schön" und strahlt mich an. Sie konnte sich gut in die Stimmung vom Freitag einfühlen. Ich frage nach der Schmerzstärke und sie schätzt die Intensität aktuell zwischen 3 und 4 (NRS 0 – 10) ein.

Für die „Stress"-Musik, die schnell und unruhig sein soll, wählt die Patientin die Conga. Um sie gut unterstützen zu können, entscheide ich mich auch für eine Conga. Die Patientin beginnt in der *themenzentrierten Improvisation* mit einzelnen Schlägen und es entsteht ein Achtelpuls, den ich aufgreife und mich musikalisch im Tempo und dynamisch anpasse. Sie wirkt sehr verbissen und versucht, in ihrem Spiel das Tempo zu steigern. Nach 25 Sekunden muss sie aufhören, da sie nicht mehr kann und sich komplett angestrengt bzw. körperlich ausgepowert fühlt. Es hat sich alles zusammengezogen und sie hat Seitenstechen, als wäre sie gerannt. Auch einen zweiten Versuch bricht sie wieder nach 25 Sekunden ab. Sie schüttelt den Kopf, „das haut mich echt um", und kann das stressvolle Gefühl kaum aushalten. Mich erinnert die musikalische Überforderung bzw. Blockade an die stressauslösende Situation in der Schule aus der zweiten Sitzung (s. S. 157). Nach der themenzentrierten Improvisation haben sich die Schmerzen erhöht. Die Patientin gibt eine Intensität zwischen 4 und 5 (NRS 0 – 10) an.

Ich schlage vor, zum Abschluss noch mal in die „Wohlfühl"-Musik zu gehen. Die Patientin ist einverstanden und beginnt die themenzentrierte Improvisation mit den Tönen „g, a, c1". Sie beginnt rhythmisch freier und lässt die einzelnen Töne ausklingen. Dann wechselt sie in den Viertelpuls. Ich passe meine Spielweise am Klavier an, gebe ihrem freieren Spiel ein harmonisches Fundament in F-Dur und begleite den Viertelpuls in C-Dur. Nach und nach variiert sie am

Metallophon die auf- und abwärtsbewegende Melodie, indem sie immer wieder in einen Achtelpuls wechselt und die Dynamik intensiviert. Im Vergleich zur ersten „Wohlfühl"-Improvisation beginnt sich ihr musikalischer Ausdruck zu flexibilisieren (Kap. 6.2.2 „Musikalische Starrheit"). Nachdem die knapp vierminütige themenzentrierte Improvisation mit einem Ritardando ausgeklungen ist, beschreibt sie vor allem den schönen, langen Nachklang der Töne zu Beginn und am Ende der Musik. Sie genoss es, nicht gleich weiterzumachen, sondern innezuhalten. Am Ende der Sitzung gibt sie eine Schmerzintensität zwischen 2 und 3 (NRS 0–10) an.

Arbeit am Symptom (Kap. 6.8.5)

Die Patientin erzählt zu Beginn der 14. Sitzung, dass sie am Tag zuvor sehr starke Schmerzen hatte. Auf Nachfrage gibt sie den maximal vorstellbaren Wert von 10 an (NRS 0–10). Mit Hilfe ihrer Akutmedikation verringerte sich der Schmerz wieder und beträgt aktuell in der Therapiesitzung eine Intensität zwischen 4 und 5 (NRS 0–10). Wie gewohnt, möchte sie vom Wochenende und der Schule berichten. Ich bitte sie, beim Schmerz zu bleiben und ihn zu beschreiben. Sie charakterisiert den Schmerz als schwer, drückend sowie stechend und vor allen in die Arme und Beine ausstrahlend. Weiter nimmt sie die Schmerzen wie ein schweres Gewicht wahr, das sie an den Händen und Beinen ins Bett drückt und „richtig weh" tut. Der stechende Schmerz umfasst den Brustkorb bzw. die Brustmuskulatur. Für die schwere und drückende Qualität wählt die Patientin die Pauke, für die stechende das Vibraphon.

Für die musikalische Umsetzung soll die Pauke in einem regelmäßigen Puls ohne Pause gespielt werden, das Vibraphon in einem eigenständigen Puls mit den obersten beiden Tönen (e3, f3). Vom Arrangement her beginnen beide Instrumente gleichzeitig, während der Improvisation bleiben Tempo und Lautstärke unverändert. Wenn die Akutmedikation beginnt zu wirken, nimmt zuerst der schwere und drückende Schmerz ab, dann der stechende. Musikalisch wird somit zuerst die Pauke leise und langsamer, dann das Vibraphon. Weil es aus ihrer Sicht schwerer ist, entscheidet sich die Patientin, die Pauke zu spielen. Ich stehe ihr und der Pauke zugewandt am Vibraphon. Beide Instrumente beginnen gleichzeitig die *themenzentrierte Improvisation* und konfrontieren sich gegenseitig durch das unterschiedliche Tempo des jeweiligen Pulses. Während die Pauke eine Viertelpulsation umsetzte, spielte das Vibraphon einen Halbepuls im eigenen Tempo. Während den knapp drei Minuten nehme ich in der Musik eine große Anstrengung und Lähmung wahr. Während des Spiels am Vibraphon verspannt sich mein Nacken immer mehr und es entwickelt sich ein leichter drückender Kopfschmerz. Kaum ist die „Schmerz"-Musik verklungen, erzählt sie, dass sie während der Musik ein Zwiegespräch mit dem Schmerz geführt hatte. Die Patientin forderte ihn zum Gehen auf. Er entgegnete, dass er erst geht, wenn sie erkannt hat, was sie verändern muss („ich habe dich in meinen Fängen"). Trotz der anstrengenden Musik, berichtet sie von einer gewissen Lockerheit, weil sie dem Schmerz jetzt „an den Kragen gehen will". Ich erinnere sie an die letzten beiden Sitzungen, in welchen wir thematisiert haben, dass nicht nur der Schmerz, sondern auch die Familie oder die Lehrkräfte sie „in den Fängen haben". Trotz Angestrengtheit führt der innere Dialog der Patientin zu einer leichten Verringerung der Schmerzen auf 4 (NRS 0 – 10). Nachgefragt nach weiterem Erleben während der Musik, berichtet sie, dass der Schmerz sie voll im Griff habe und es sich anfühlt, wie angekettet zu sein. Ich frage die Patientin, was wir jetzt musikalisch verändern müssten, damit der Schmerz weniger wird und sie verlässt. Sie antwortet, sie müsse die Kette zwischen ihr und dem Schmerz durchsägen.

Als musikalische Säge wählt sie das (Stand-)Becken, das wir zwischen die Pauke und das Vibraphon stellen. Wir beginnen wieder gemeinsam mit der „Schmerz"-Musik an der Pauke und am Vibraphon. Parallel wischen wir – musikalisch sägend – mit einem Mallet in der freien linken Hand das Becken. Die Koordination bzw. das Spielen mit der linken Hand bereitet der Patientin große Probleme. Deshalb verändern wir die Instrumentenpositionen so, dass sie die Pauke mit dem Mallet in der linken Hand spielen und das Becken mit der rechten Hand wischen kann. Die musikalische Umsetzung gelingt viel besser und dem Schmerz geht es an den „Kragen". Nach der Musik schaut sie mich an und meint, wenn sie etwas verändere und es genau andersherum mache (s. persönlicher Fürsorgeplan, S. 163), kann es funktionieren! Auf meine Frage, wie es ihr geht, beschreibt sie eine große Anstrengung und eine Zunahme des Schmerzes zwischen 5 und 6 (NRS 0 – 10). Aber es fühle sich trotzdem gut an, weil sie jetzt weiß, dass sie es schaffen kann! Zum Abschluss der Sitzung wünscht sich die Patientin eine Musik auf dem Klavier. Zuerst greife ich auf das Wohlfühlbild zurück, spüre dann, dass die Wohlfühlmusik nicht passend ist. Ich halte mich nicht an die Manualvorgabe, sondern biete eine freie rezeptive Intervention an, die meine wahrgenommene emotionale Stimmung stellvertretend für die Patientin zum Ausdruck bringt. Nach dem Ausklingen der Klaviermusik nickt sie mir zu und findet es schön, nicht immer mitmachen zu müssen und von anderen getragen zu werden. Am Ende der Sitzung gibt sie eine Schmerzintensität zwischen 2 und 3 (NRS 0 – 10) an.

Qualitätsmonitoring: Nach Abschluss der zweiten Behandlungsphase liegt eine Schmerzstärke zwischen 2 und 3 vor (NRS 0–10). Es zeigt sich eine deutliche Abnahme der schmerzreichen Tage. Die Patientin erkennt Zusammenhänge zwischen ihren Schmerzen und ihrem emotionalen Erleben von „Fremdbestimmung" sowie „Angst vor Unterstützung". Ihr musikalisches Spiel ist flexibler und lässt Lautstärke-, Tempo- sowie Melodievariationen zu. Vor allem ihr musikalischer Ausdruck von Wut und Traurigkeit am Klavier löst Tränen aus und sie erkennt „Es geht doch um mich und meine Bedürfnisse" (15. und 16. Sitzung). Ihr Weinen während und nach den themenzentrierten Improvisationen führen zu einem nur noch leichten Schmerz von 1 (NRS 0–10). Ebenso entwickeln sich erste Erkenntnisse eines Lösungsansatzes („ich gehe erst, wenn du etwas veränderst") für die dritte und letzte Behandlungsphase (s. persönlicher Fürsorgeplan, S. 163).

6.9.4 Behandlungsphase 3: Steigerung des aktuellen Funktionsniveaus

Erprobung und Implementierung flexiblerer Verhaltens- und Erlebensweisen (Kap. 6.8.6)

Die Patientin berichtet zu Beginn der 17. Sitzung von Nervosität und Schlafproblemen. Eigentlich hatte sie am Wochenende alles dafür organisiert, um sonntags in der Wohnung ihres Sohnes in Ruhe für die anstehenden Abschlussprüfungen lernen zu können. So kümmerte sich dieser um seine Großeltern, auch vom Ehemann konnte sie somit nicht abgelenkt werden. Anstatt die Zeit zum Lernen zu nutzen, war ihr die Unordnung in der Wohnung ein Dorn im Auge. Sie begann, die Wohnung zu putzen und vergaß dabei ihr ursprüngliches Vorhaben. Ich möchte dieses Erleben musikalisch vertiefen und leite in ein *problem- und konfliktzentriertes Rollenspiel* über.

Für sich in der Wohnung putzend wählt die Patientin die Djembe, für den Sohn die Gitarre. Er macht einen Ausflug mit seinen Großeltern. Mir ordnet die Patientin die Gitarre zu und spielt sich selbst an der Djembe. Die Instrumentenpositionen sind weit auseinander, da ich mit dem Auto entspannt unterwegs bin, während sie in der Wohnung putzt. Sie probiert erst ein wenig musikalisch aus und leitet dann in einen Achtelpuls an der Djembe über. Ich spiele an der Gitarre ruhig und in meinem Feeling eine Begleitung in G-Dur (angelehnt an die Gitarrenbegleitung von „More than words" von der Band Extreme). Ihr musikalischer Ausdruck und ihre Körperhaltung erinnern mich an die „Stress"-Musik in der fünften Sitzung. Ich sehe sie in Gedanken vor mir putzen und spüre förmlich die Anstrengung und den Druck. Die Patientin spielt mit den Handflächen, variiert das Tempo und die Schlagposition auf dem Fell. Durch die offenen Handflächen kann das Fell nicht schwingen und klingen. Die Spielweise wirkt gestresst, angespannt, in sich gekehrt und kontaktlos. Nach knapp zwei Minuten höre ich mit meinem Gitarrenspiel auf und habe das Bedürfnis, mit ihr in Kontakt zu treten. Ich wähle die Conga und setze mich zu ihr. Sie spielt unvermindert weiter, während ich versuche, mich dem Achtelpuls anzupassen. Obwohl wir im selben Timing spielen, fühle ich keinen Kontakt zu ihr. Auf meine Veränderungen in der Lautstärke sowie rhythmischen Spielweise reagiert sie kaum und bleibt bei ihrem starren Puls. Dann entscheide ich mich mit meiner rechten Hand auf ihre Djembe zu schlagen, um Kontakt aufzunehmen. Auch auf diese Konfrontation geht sie nicht ein und spielt mit geschlossenen Augen weiter. Das Rollenspiel endet nach insgesamt fünf Minuten.

Die Patientin öffnet die Augen, schaut mich an und schüttelt den Kopf. „Mein Kopf ist komplett ausgeschaltet und der Körper macht einfach". Ihr musikalisches Spiel reflektiert sie folgendermaßen: Wenn der Körper nicht mehr kann, macht er ein bisschen langsamer und wenn es wieder geht, dann macht er wieder ein bisschen schneller. Weiter erzählt sie, dass gleich nach Beginn ihres Spiels die Schmerzen in den Armen und Beinen kamen. Darauf nahm sie aber keine Rücksicht, da es (das Putzen) weitergehen „muss". Zusammenfassend resümiert sie, dass sie mit dem Kopf schütteln würde, wenn ihr andere Menschen begegnen, die so mit sich umgehen.

Alltagstransfer und Generalisierung (Kap. 6.8.7)

Zur Erarbeitung von neuen Erlebens- und Handlungsweisen im Alltag schlage ich der Patientin im weiteren Verlauf der 17. Sitzung die psychotherapeutische Technik des Rollentausches vor. Mir ist es wichtig, dass sie das bisher Erarbeitete nutzt, um für sich alternative Verhaltensweisen zu entwickeln. In der Rolle als Therapeutin empfiehlt sie mir, dem Patienten, dass ich an den Wochenenden besser auf mich achten solle. Sie schlägt mir vor, einen Wochenendplan zu erstellen, der Zeit für mich und Zeit für meine Familie beinhaltet. Für den zukünftigen Umgang mit den eigenen Bedürfnissen und den Bedürfnissen der anderen wollen wir für die Patientin einen „persönlichen Fürsorgeplan" entwickeln. Wir besprechen zum Abschluss den Plan für das kommende Wochenende, den sie als Hausaufgabe so umsetzen soll.

Zur 18. Sitzung kommt die Patientin mit dem Wunsch, ihren kommunikativen Umgang mit anderen zu verändern. Wenn sie gestresst ist und Schmerzen hat, wird sie selbst gerne laut und wütend. Dass die Konfliktpersonen ebenfalls aggressiv reagieren, möchte sie zukünftig nicht mehr und nutzt in einer *themenzentrierten Improvisation* den Gong, um spielerisch dessen Dynamik und Resonanz für angenehme bzw. unangenehme Response zu erproben. Sich wohnungsmäßig zu verändern, thematisiert die Patientin in der 19. Sitzung. Bisher war es für sie klar, auch weiterhin das Haus und den Garten zu pflegen. Jetzt spürt sie, dass ihre Bedürfnisse sich ändern und das Umziehen in eine kleinere Wohnung sich gut anfühle. Nach Abschluss der Musiktherapie und der Umschulung nimmt sie sich vor, dies mit ihrem Ehemann zu besprechen.

In der Abschlusssitzung resümieren wir gemeinsam den Therapieverlauf vom wohltuenden Umgang mit dem Wohlfühlbild, zur musikalischen Auseinandersetzung mit Emotionen, über die Erkenntnis, dass der Schmerz erst geht, wenn sich etwas verändert, bis hin zum persönlichen Fürsorgeplan im Umgang mit sich selbst und anderen. Nach ihrer persönlichen Bilanz gefragt, beschreibt die Patientin eine wichtige Entwicklung von extremen emotionalen Positionen hin zu flexiblen, ausbalancierteren Erlebens- und Verhaltensweisen. Das Klavier war sehr wichtig, weil sie durch dieses Instrument am meisten Gefühle zulassen konnte. Mit einem Lächeln ergänzt sie, dass sie irgendwie alle eingesetzten Instrumente gebraucht habe. Zum Abschluss wünscht sie sich ein gemeinsames Spiel am Klavier (Partnerimprovisation). Es entwickelt sich eine vielseitige, flexible Improvisation, bei der ich das Melodiespiel der Patientin abwechselnd fundamentgebend und mit Akkorden begleite. Im Mittelteil der achtminütigen Musik verwende ich die Tonfolge der Wohlfühlmusik. Danach werde ich lauter und spiele die Akkordfolge der „Wohlfühl“-Musik (s. fünfte Sitzung). Die Melodie der Patientin folgt mir rhythmisch und dynamisch. Mit einem Ritardando beenden wir gemeinsam die Musik und lassen die Töne ausklingen. Am Ende der Sitzung gibt sie eine Schmerzintensität zwischen 0 und 1 (NRS 0–10) an.

Qualitätsmonitoring: In den letzten vier Sitzungen konnte die Patientin durch die entstandene „Achtsamkeit auf sich selbst“ neue Verhaltens- und Erlebensweisen erproben, die nach Therapieende im familiären und zukünftigen beruflichen Umfeld etabliert und aufrechterhalten werden sollten. Nach Abschluss der Musiktherapie liegt weiterhin ein leichter Dauerschmerz zwischen 0 und 1 vor (NRS 0–10). Das Therapieziel der Patientin wurde erreicht und liegt deutlich unter der im Erstgespräch formulierten Schmerzintensität zwischen 3 und 4 (NRS 0–10).

6.10 Qualitätsmonitoring

Die Basis für ein Therapeut:innentraining bieten die ausführlichen Beschreibungen zu Zielen, Stundenablauf, möglichen Variationen und Tipps zu den musiktherapeutischen Behandlungsmodulen in den vorangegangenen Kapiteln 6.8 und 6.9.

Um im selbstständigen ambulanten Bereich mit Patient:innen arbeiten zu können, benötigen Musiktherapeut:innen als nichtärztliche Therapeut:innen zurzeit eine Erlaubnis zur Ausübung der Heilkunde nach dem Heilpraktikergesetz (HeilPrG) (Bundesarbeitsgemeinschaft Musiktherapie, 2019). Als günstig erweist sich die Zusammenarbeit mit Fachärzten mit der Zusatzbezeichnung „Spezielle Schmerztherapie", die in eigener Praxis oder angestellt an einem Schmerzentrum tätig sind. Sie gewährleisten die standardisierten Informationen durch den „Deutschen Schmerz-Fragebogen (DSF)" (Kap. 6.6.1) und eine fortlaufende Diagnostik.

Behandlungsbegleitende Supervision oder Intervision sollten während jeder Behandlung zur Gewährleistung einer hohen therapeutischen Qualität und hohen Manualtreue durchgeführt werden. Supervisor:innen oder Musiktherapeut:innen mit spezifischen Erfahrungen im Bereich Schmerz finden sich bei der Deutschen Musiktherapeutischen Gesellschaft (https://www.musiktherapie.de/standort/, Zugriff am 04.05.2025). Im Nationalen Register Musiktherapie der Bundesarbeitsgemeinschaft Musiktherapie (www.bag-musiktherapie.de, Zugriff am 04.05.2025.) sind Musiktherapeut:innen, die Erfahrungen im Bereich Schmerz haben, im Arbeitsfeld Psychosomatik zu finden. Weiter wird empfohlen, alle Behandlungseinheiten in schriftlicher Form und bei Bedarf mittels Videoaufnahmen zu dokumentieren.

Entsprechend dem von Lambert et al. (2001) entwickelten Feedbacksystem für die Psychotherapie, schlagen Wormit et al. (2021) folgende Fragebögen für ein Qualitätsmonitoring von Patient:innen mit chronischen, nicht-malignen Schmerzen vor (Kap. 6.1.2):

- Numerische Ratingskala (NRS)
- Schmerzempfindungsskala (SES)
- Ergebnisfragebogen (EB-45)

Entsprechend der Forschungsergebnisse und den praktischen Erfahrungen in der ambulanten musiktherapeutischen Versorgung ist die klinische Schmerzmessung mittels NRS praktikabel, um den Verlauf und das Ergebnis der Behandlung zu überprüfen (Kap. 6.8.1, S. 138). Tabelle 6.3 zeigt die Interpretation der NRS-Angaben entsprechend dem Rückmeldesystem von Lambert et al. (2001).

Tabelle 6.3: Qualitätsmonitoring mit der Numerischen Ratingskala (NRS)

Rückmeldung in 4-Farbencodes	Beschreibung	Numerische Ratingskala
weiß	Patient:in befindet sich im funktionalen (gesunden Bereich) und hat max. leichte Schmerzen	NRS-Angaben zwischen 0 und <3,3
grün	Patient:in verändert sich in einem angemessenen Bereich. Es müssen keine Veränderung in der Behandlung nach Manual vorgenommen werden.	NRS-Werte verbessern sich im Verlauf der Behandlung um mindestens 2 Punkte und NRS-Angaben liegen zwischen 0 und <6,6
gelb	Patient:in verändert sich weniger als angenommen. Die Behandlung nach Manual muss überdacht werden.	NRS-Werte verbessern sich im Verlauf der Behandlung weniger als 2 Punkte und NRS-Angaben liegen zwischen >3,3 und 10
rot	Patient:in macht keinen Fortschritt, ein negatives Ergebnis kann erwartet werden.	NRS-Werte verschlechtern sich im Verlauf der Behandlung um mindestens 2 Punkte und NRS-Angaben liegen zwischen >6,6 und 10

Für die Arbeit im stationären Setting können die Module 1 bis 3 übertragen bzw. angewendet werden (Kellner, 2016; Bender, 2024). Erweiternd zu den improvisatorischen Methoden können auch re-kreative Methoden, wie das Singen von Liedern (Röger, 2013; Low et al., 2020) oder kompositorische, wie das Komponieren von Schmerzmusik (Glomb et al., 2022, Metzner, 2018b, Schrauth & Siebert, 2018) verwendet werden.

Literatur

Aalbers, S., Fusar-Poli, L., Freeman, R. E., Spreen, M., Ket, J., Vink, A. C., Maratos, A., Crawford, M., Chen, X. J. & Gold, C. (2017). Music Therapy for Depression. Cochrane Database of Systematic Reviews, 11. https://doi.org/10.1002/14651858.CD004517.pub3

Abrams, B. (2010). Evidence-Based Music Therapy Practice.: An Integral Understanding. Journal of Music Therapy, 47(4), 351 – 379. https://doi.org/10.1093/jmt/47.4.351

Aigen, K. (2015). A Critique of Evidence-Based Practice in Music Therapy. Music Therapy Perspectives, 33(1), 12 – 24.

Ala-Ruona, E. (2015). Multilevel Learning in Intensive Clinical Training - Music Therapy Training Model of University of Jyväskylä. In K. Goodman (Ed.), International Perspectives in Music Therapy Education and Training: Adapting to a Changing World. Springfield, Ill. U.S.A.: Charles C. Thomas Verlag.

Ala-Ruona, E., Voigt, M., Pehk, A., Gerlichova, M., Hakvoort, L., Mercadal Brotons, M. & Watson, T. (in review). Suggested Minimum Standards for Qualifying Music Therapy Training in Europe. European Music Therapy Confederation (EMTC) and European Music Therapy Standards Commission (EMTS). Approaches: An Interdisciplinary Journal of Music Therapy.

Altschuler, I. (2001). A Psychiatrist's Experience with Music as a Therapeutic Agent. Nordic Journal of Music Therapy, 10(1), 69 – 76. https://doi.org/10.1080/08098130109478019

American Psychological Association. (2005). Policy Statement on Evidence-based Practice in Psychology. American Psychological Association. https://www.apa.org/practice/guidelines/evidence-based-statement am 25.04.2025.

Bailen, N. H., Green, L. M. & Thompson, R. J. (2019). Understanding Emotion in Adolescents: A Review of Emotional Frequency, Intensity, Instability, and Clarity. Emotion Review, 11(1), 63 – 73. https://doi.org/10.1177/1754073918768878

Baker, F. (2015). Therapeutic Songwriting: Developments in Theory, Methods and Practice. Palgrave Macmillan.

Baker, F. A. (2022). Leadership and Management of Clinical Trials in Creative Arts Therapy. Palgrave Macmillan.

Baker, F. & Wigram, T. (2005). Songwriting: Methods, Techniques and Clinical Applications for Music Therapy Clinicians, Educators and Students. Jessica Kingsley.

Baldwin, S. A., Wampold, B. E. & Imel, Z. E. (2007). Untangling the Alliance-Outcome Correlation: Exploring the Relative Importance of Therapist and Patient Variability in the Alliance. Journal of Consulting and Clinical Psychology, 75(6), 842 – 852. https://doi.org/10.1037/0022-006X.75.6.842

Baltazar, M. & Saarikallio, S. (2017). Strategies and Mechanisms in Musical Affect Self-Regulation: A New Model. Musicae Scientiae, 1029864917715061. https://doi.org/10.1177/1029864917715061

Barret, A. M., Beversdorf, D. Q., Crucian, G. P. & Heilman, K. M. (1998). Neglect after Right Hemisphere Stroke: A Smaller Floodlight for Distributed Attention. Neurology, 51, 972 – 978.

Baumann, M., Hinkelmann, A., Jochheim, M., Mainka, S., Straub, S. & Unterharnscheidt, M. (2006). Indikationskatalog Musiktherapie in der Neurologischen Rehabilitation. Berlin: Deutsche Musiktherapeutische Gesellschaft (2. Aufl.).

Baylan, S., Haig, C., MacDonald, M., Stiles, C., Easto, J., Thomson, M., Cullen, B., Quinn, T. J., Stott, D., Mercer, S. W., Broomfield, N. M., Murray, H. & Evans, J. J. (2019). Measuring the Effects of Listening for Leisure on Outcome after Stroke (MELLO): A Pilot Randomized Controlled Trial of Mindful Music Listening. International Journal of Stroke: Official Journal of the International Stroke Society, 1747493019841250. https://doi.org/10.1177/1747493019841250

Bellg, A. J., Borrelli, B., Resnick, B., Hecht, J., Minicucci, D. S., Ory, M., Ogedegbe, G., Orwig, D., Ernst, D. & Czajkowski, S. (2004). Enhancing Treatment Fidelity in Health Behavior Change Studies: Best Practices and Recommendations from the NIH Behavior Change Consortium. Health Psychology : Official Journal of the Division of Health Psychology, American Psychological Association, 23(5), 443–451. https://doi.org/10.1037/0278-6133.23.5.443

Bender, J. (2024). Musiktherapie und Schmerz in der geriatrischen Rehabilitation: Eine randomisierte kontrollierte Pilotstudie. Unveröffentlichte Bachelorthesis. Heidelberg: SRH Hochschule.

Bernatzky, G., Likar, R., Wendtner, F., Wenzel, G., Ausserwinkler, M., Sittl, R. (2007): Nichtmedikamentöse Schmerztherapie – komplementäre Methoden in der Praxis. Springer.

Bernatzky, G. & Strickner, S. (2008). Was kann und was leistet die Musiktherapie im Lichte der Evidence Based Medicine? Denisia, 0023.

Bishop, S. R., Lau, M., Shapiro, S., Carlson, L., Anderson, N. D., Carmody, J., Segal, Z. V., Abbey, S., Speca, M., Velting, D. & Devins, G. (2004). Mindfulness: A Proposed Operational Definition. Clinical Psychology: Science and Practice, 11(3), 230–241. https://doi.org/10.1093/clipsy.bph077

Blaney, P. H. (1977). Contemporary Theories of Depression: Critique and Comparison. Journal of Abnormal Psychology, 86(3), 203–223. https://doi.org/10.1037/0021-843X.86.3.203

Blood, A. J. & Zatorre, R. J. (2001). Intensely Pleasurable Responses to Music Correlate with Activity in Brain Regions Implicated in Reward and Emotion. Proceedings of the National Acadademy of Sciences of the United States of America, 98(20), 11818–11823.

Bohart, A., C. & Watson, J., C. (2011). Person-Centered Psychotherapy and Related Experiental Approaches. In S. Messerr B. & A. Gurman S. (Eds.), Essential Psychotherapies (S. 223–260). The Guilford Press.

Bonfert, M. V., Landgraf, M. N., Mathonia, N., Gerstl, L., Hannibal, I., Rahmsdorf, B., Kainz, C., Badura, K., Klose, B., Ruscheweyh, R., von Kries, R., Straube, A. & Heinen, F. (2019). Primäre Kopfschmerzen bei Kindern und Jugendlichen – Update 2019. Pädiatrie up2date, 14, 71–85.

Borgetto, B., Spitzer, L. & Pfingsten, A. (2016). Die Forschungspyramide. Forum Logopädie, 1, 24–28. https://doi.org.10.2443/skv-s-2016-53020160104

Brabant, O. (2018). Using Altered States of Consciousness in Improvisational Music Therapy: The Potential of Resonance Frequency Breathing [Dissertation]. University of Jyväskylä.

Brabant, O. & Erkkilä, J. (2018). Enhancing Improvisational Music Therapy through the Addition of Resonance Frequency Breathing: Common Findings of Three Single-Case Experimental Studies. Music Therapy Perspectives, 36(2), 224–233.

Brabant, O., Solati, S., Letulė, N., Liarmakopoulou, O. & Erkkilä, J. (2017). Favouring Emotional Processing in Improvisational Music Therapy through Resonance Frequency

Breathing: A Single-Case Experimental Study with a Healthy Client. Nordic Journal of Music Therapy, 26(5), 453–472. https://doi.org/10.1080/08098131.2016.1277253
Brabant, O., van de Ree, M. & Erkkilä, J. (2017). The Effect of Resonance Frequency Breathing when Used as a Preparatory Exercise in Music Psychotherapy: A Single-Case Experimental Study of a Client with Anxiety Disorder. The Arts in Psychotherapy, 56, 7–18. https://doi.org/10.1016/j.aip.2017.08.004
Breivik, H. (2002). International Association for the Study of Pain: Update on WHO-IASP Activities. Journal of Pain and Symptom Management, 24(2), 97–101.
Bruscia, K. (1987). Improvisational Models of Music Therapy. C.C. Thomas.
Bruscia, K. (1998). The Dynamics of Music Psychotherapy. Barcelona Publishers.
Buchkremer, G., & Klingberg, S. (2001). Was ist wissenschaftlich fundierte Psychotherapie? Zur Diskussion um Leitlinien für die Psychotherapieforschung. Der Nervenarzt, 72(1), 20–30. https://doi.org/10.1007/s001150050708
Bundesarbeitsgemeinschaft Musiktherapie (2019). Berufsbild Musiktherapie. Verfügbar unter: https://bag-musiktherapie.de/media/pages/dokumente/760a653912-1687247536/berufsbild-bag-mt_2019-11.pdf; Zugriff am 04.05.2025).
Bundesinstitut für Arzneimittel und Medizinprodukte (2024). OPS Version 2023. Verfügbar unter: BfArM - OPS Version 2023 [08.07.2024].
Bundesinstitut für Medizinprodukte und Arzneimittel. (2022). ICD-11 für Mortalitäts- und Morbiditätsstatistiken in Deutsch – Entwurfsfassung. https://www.bfarm.de/DE/Kodiersysteme/Klassifikationen/ICD/ICD-11/uebersetzung/_node.html; Zugriff am 29.05.2025.
Busch, V. (2005). Musikalische Tempoperformance und psychologische Expressivität. Eine Studie zwischen Musikpsychologie und Musiktherapie. Peter Lang.

Campbell, A. F. & Simmonds, J. G. (2011). Therapist Perspectives on the Therapeutic Alliance with Children and Adolescents. Counselling Psychology Quarterly, 24(3), 195–209. https://doi.org/10.1080/09515070.2011.620734
Campbell, E., Hynynen, J. & Ala-Ruona, E. (2017). Vibroacoustic Treatment for Chronic Pain and Mood Disorders in a Specialized Healthcare Setting. Music & Medicine, 9(3), 187–197.
Campbell-Sills, L. & Barlow, D. (2009). Incorporation Emotion Regulation into Conceptualizations and Treatments of Anxiety and Mood Disorders. In J. J. Gross (Ed.), Handbook of Emotion Regulation (pp. 542–559). The Guilford Press.
Carroll, K. M., & Nuro, K. F. (2002). One Size Cannot Fit All: A Stage Model for Psychotherapy Manual Development. Clinical Psychology: Science and Practice, 9(4), 396–406. https://doi.org/10.1093/clipsy.9.4.396
Castonguay, L. G., Schut, A. J., Constantino, M. J., & Halperin, G. S. (1999). Assessing the Role of Treatment Manuals: Have They Become Necessary but Nonsufficient Ingredients of Change? Clinical Psychology: Science and Practice, 6(4), 449–455. https://doi.org/10.1093/clipsy.6.4.449
Cirasola, A., Midgley, N., Fonagy, P., Impact Consortium, null, & Martin, P. (2021). The Alliance-Outcome Association in the Treatment of Adolescent Depression. Psychotherapy, 58(1), 95–108. https://doi.org/10.1037/pst0000366
Cochrane, A. L. (1972). Effectiveness and Efficiency: Random Reflections on Health Services. Nuffield Provincial Hospitals Trust.
Cochrane Deutschland. (2024, Oktober 15). Evidenzbasierte Medizin. https://www.cochrane.de/ueber-uns/evidenzbasierte-medizin; Zugriff am 25.04.2025.
Coleman Curtis, R. & Hirsch, I. (2011). Relational Psychoanalytic Psychotherapy. In S. Messer B. & A. Gurman S. (Eds.), Essential Psychotherapies. The Guilford Press.

Compton-Dickinson, S., Hakvoort, L. & Odell-Miller, H. (2017). The Clinician's Guide to Forensic Music Therapy: Treatment Manuals for Group Cognitive Analytic Music Therapy. Jessica Kingsley Publishers.

Cournoyer Lemaire, E. & Perreault, M. (2024). The Use of Music in the Treatment of Chronic Pain: A Scoping Review. Pain Management, 14(10–11), 579–589. https://doi.org/10.1080/17581869.2024.2435243

Dawes, M., Summerskill, W., Glasziou, P., Cartabellotta, A., Martin, J., Hopayian, K., Porzsolt, F., Burls, A., Osborne, J. (2005). Sicily Statement on Evidence-based Practice. BMC Medical Education, 5(1), 1. https://doi.org/10.1186/1472-6920-5-1

Dean, J. & Keshavan, M. (2017). The Neurobiology of Depression: An Integrated View. Asian Journal of Psychiatry, 27, 101–111. https://doi.org/10.1016/j.ajp.2017.01.025

Derrington, P. (2005). Teenagers and Songwriting. Supporting Students in a Mainstream Secondary School. In F. Baker & T. Wigram (Eds.), Songwriting: Methods, Techniques and Clinical Applications for Music Therapy Clinicians, Educators and Students (pp. 68–81). Jessica Kingsley.

Deutsche Apotheker Zeitung (2022). Kopfschmerztagebücher auf dem Prüfstand: Stiftung Warentest prüft Apps bei Kopfschmerzen. https://www.deutsche-apotheker-zeitung.de/news/artikel/2022/09/12/stiftung-warentest-prueft-apps-bei-kopfschmerzen Zugriff am 03.05.2025.

Deutsches Kinderschmerzzentrum (2024). Schmerz im Griff. Kopfschmerztagebuch für Kinder und Jugendliche. Datteln: Vestische Kinder- und Jugendklinik. Verfügbar unter: https://www.deutsches-kinderschmerzzentrum.de/fileadmin/media/PDF-Dateien/Kopfschmerztagebuch_DKSZ.pdf Zugriff am 03.05.2025.

DMGK Deutsche Migräne- und Kopfschmerz-Gesellschaft (2024). Für Ärzte und Therapeuten. Kopfschmerzklassifikation. https://www.dmkg.de/kopfschmerzklassifikation Zugriff am 29.05.2025.

de Witte, M., Orkibi, H., Zarate, R., Karkou, V., Sajnani, N., Malhotra, B., Ho, R. T. H., Kaimal, G., Baker, F. A. & Koch, S. C. (2021). From Therapeutic Factors to Mechanisms of Change in the Creative Arts Therapies: A Scoping Review. Frontiers in Psychology, 12:678397. doi: 10.3389/fpsyg.2021.678397

Dolle, K. & Schulte-Körne, G. (2013). Leitlinie Behandlung von depressiven Störungen bei Kindern und Jugendlichen. Arbeitsgemeinschaft der Wissenschaftlichen Medizinischen Fachgesellschaften. https://www.awmf.org/uploads/tx_szleitlinien/028-043l_S3_Depressive_St%C3%B6rungen_bei_Kindern_Jugendlichen_2013-07-abgelaufen.pdf

Döpfner, M., Kinnen, C. & Petermann, F. (2010). Vor- und Nachteile von Therapiemanualen. Kindheit und Entwicklung, 19. https://doi.org/10.1026/0942-5403/a000016

Eckhardt, K. J. & Dinsmore, J. A. (2012). Mindful Music Listening as a Potential Treatment for Depression. Journal of Creativity in Mental Health, 7(2), 175–186. https://doi.org/10.1080/15401383.2012.685020

Egle, U. T. & Egloff, N. (2024). Schmerz und Stress – bio-psycho-soziale Wechselwirkungen und Konsequenzen für Diagnostik und Therapie. In U. T. Egle, C. Heim & B. Strauß (Hrsg.), Psychosomatik – neurobiologisch fundiert und evidenzbasiert: Ein Lehr- und Handbuch (S. 437–448). Kohlhammer: Stuttgart (2., erweit. und überarb. Aufl.).

Egle, U. T., Heim, C., Strauß, B. & von Känel, R. (2024). Das bio-psycho-soziale Krankheitsmodell – revisited. In U. T. Egle, C. Heim & B. Strauß (Hrsg.), Psychosomatik – neurobiologisch fundiert und evidenzbasiert: Ein Lehr- und Handbuch (S. 15–26). Kohlhammer: Stuttgart (2., erw. und überarb. Aufl.).

Ellerkamp, T., Marfilius, T., & Goldbeck, L. (2009). Musiktherapeutisches Training für ängstliche und unsichere Kinder. Manual. Eigenverlag. http://sozialephobie.info/wp-content/uploads/2015/06/musik.pdf
Emanuel, E. J. & Emanuel, L. L. (1992). Four Models of the Physician-Patient Relationship. JAMA, 267(16), 2221–2226.
Engel, G. L. (1977): The Need for a New Medical Model: A Challenge for Biomedicine. Science, 196 (4286). 129–136.
Erkkilä, J. (1997). From the Unconscious to the Conscious: Musical Improvisation and Drawings as Tools in the Music Therapy of Children. Nordic Journal of Music Therapy, 6(2), 112–120. https://doi.org/10.1080/08098139709477904
Erkkilä, J. (2004). From Signs to Symbols, from Symbols to Words – About the Relationship between Music and Language, Music Therapy and Psychotherapy. Voices, 4(2).
Erkkilä, J. (2007). Music Therapy Toolbox (MTTB) – An Improvisation Analysis Tool for Clinicians and Researchers. In T. Wosch & T. Wigram (Eds.), Microanalysis in Music Therapy – Methods, Techniques and Applications for Clinicians, Researchers, Educators and Students (pp. 134–148). Jessica Kingsley.
Erkkilä, J., Ala-Ruona, E., Punkanen, M. & Fachner, J. (2012). Creativity in Improvisational, Psychodynamic Music Therapy. In D. J. Hargreaves, D. Miell & R. MacDonald (Eds.), Musical Imaginations: Multidisciplinary Perspectives on Creativity, Performance, and Perception (1 – Book, Section, pp. 414–428). Oxford: Oxford University Press.
Erkkilä, J., Brabant, O., Hartmann, M., Mavrolampados, A., Ala-Ruona, E., Snape, N., Saarikallio, S. & Gold, C. (2021). Music Therapy for Depression Enhanced with Listening Homework and Slow Paced Breathing: A Randomised Controlled Trial. Frontiers in Psychology, 12. https://doi.org/10.3389/fpsyg.2021.613821
Erkkilä, J., Brabant, O., Saarikallio, S., Ala-Ruona, E., Hartmann, M., Letulė, N., Geretsegger, M. & Gold, C. (2019). Enhancing the Efficacy of Integrative Improvisational Music Therapy in the Treatment of Depression: Study Protocol for a Randomised Controlled Trial. Trials, 20, e244. https://doi.org/10.1186/s13063-019-3323-6
Erkkilä, J., Gold, C., Fachner, J., Ala-Ruona, E., Punkanen, M. & Vanhala, M. (2008). The Effect of Improvisational Music Therapy on the Treatment of Depression: Protocol for a Randomised Controlled Trial. BMC Psychiatry [Computer File], 8(Journal Article). https://doi.org/10.1186/1471-244X-8-50
Erkkilä, J., Punkanen, M., Fachner, E., Jörg; Ala-Ruona, Pöntiö, I., Tervaniemi, M., Vanhala, M. & Gold, C. (2011). Individual Music Therapy for Depression: Randomised Controlled Trial. The British Journal of Psychiatry, 199(2), 132–139. https://doi.org/10.1192/bjp.bp.110.085431

Flint, A. J., Black, S. E., Campbell-Taylor, I., Gailey, G. F. & Levinton, C. (1993). Abnormal Speech Articulation, Psychomotor Retardation, and Subcortical Dysfunction in Major Depression. Journal of Psychiatric Research, 27(3), 309–319.
Flückiger, C., Del Re, A. C., Wampold, B. E., Symonds, D. & Horvath, A. O. (2012). How Central is the Alliance in Psychotherapy? A Multilevel Longitudinal Meta-Analysis. Journal of Counseling Psychology, 59(1), 10–17. https://doi.org/10.1037/a0025749
Foubert, K., Collins, T. & De Backer, J. (2017). Impaired Maintenance of Interpersonal Synchronization in Musical Improvisations of Patients with Borderline Personality Disorder. Frontiers in Psychology, 8, 537. https://doi.org/10.3389/fpsyg.2017.00537
Fromm, B. & Egle, U. T. (2024). Chronischer Rückenschmerz. In U. T. Egle, C. Heim & B. Strauß (Hrsg.), Psychosomatik – neurobiologisch fundiert und evidenzbasiert: Ein Lehr- und Handbuch (S. 458–465). Kohlhammer.

Garrido, S. & Schubert, E. (2013). Moody Melodies: Do They Cheer us up? A Study of the Effect of Sad Music on Mood. Psychology of Music, 43(2), 244–261. https://doi.org/10.1177/0305735613501938. 01.05.2025.

Gartlehner, G., Dobrescu, A., Chapman, A., Toromanova, A., Emprechtinger, R., Persad, E., Affengruber, L., Pieh, C., Klerings, I. & Wagner, G. (2023). Nonpharmacologic and Pharmacologic Treatments of Adult Patients with Major Depressive Disorder: A Systematic Review and Network Meta-Analysis for a Clinical Guideline by the American College of Physicians. Annals of Internal Medicine, 176(2), 196–211. https://doi.org/10.7326/M22-1845

GBD 2019 Mental Disorders Collaborators. (2022). Global, Regional, and National Burden of 12 Mental Disorders in 204 Countries and Territories, 1990–2019: A Systematic Analysis for the Global Burden of Disease Study 2019. The Lancet Psychiatry, 9(2), 137–150. https://doi.org/10.1016/S2215-0366(21)00395-3

Geipel, J. (2019). Between Down in the Dumps and Over the Moon: Music Therapy for Young People with Depression. In K. McFerran, S. Saarikallio & P. Derrington (Eds.), Handbook of Music, Adolescents and Wellbeing (pp. 53–64). Oxford: University Press.

Geipel, J. (2021). Musik als Therapie bei Depression im Jugendalter? (Unveröffentlichte Dissertation). Heidelberg: Universität Heidelberg.

Geipel, J., Koenig, J., Hillecke, T. K. & Resch, F. (2022). Short-Term Music Therapy Treatment for Adolescents with Depression – A Pilot Study. The Arts in Psychotherapy, 77, 101874. https://doi.org/10.1016/j.aip.2021.101874

Geipel, J., Koenig, J., Hillecke, T., Resch, F. & Kaess, M. (2018). Music-Based Interventions to Reduce Internalizing Symptoms in Children and Adolescents: A Meta-Analysis. Journal of Affective Disorders 225C, 647–656.

Geissner, E. (1996). Die Schmerzempfindungs-Skala. Handanweisung. Hogrefe.

Gemeinsamer Bundesausschuss. (2025, Januar 1). Richtlinie des Gemeinsamen Bundesausschusses über die Verordnung von Heilmitteln in der vertragsärztlichen Versorgung (Heilmittel-Richtlinie/HeilM-RL). https://www.g-ba.de/richtlinien/12/ Zugriff am 26.04.2025.

Gibson, K., Cartwright, C., Kerrisk, K., Campbell, J. & Seymour, F. (2016). What Young People Want: A Qualitative Study of Adolescents' Priorities for Engagement Across Psychological Services. Journal of Child and Family Studies, 25(4), 1057–1065. https://doi.org/10.1007/s10826-015-0292-6

Gitlin, L. N., & Czaja, S. J. (2016). Behavioral Intervention Research: Designing, Evaluating, and Implementing. Springer Publishing Co.

Glomb, S., Böckelmann, I., Frommer, J. & Metzner, S. (2022). The Impact of Music Imaginative Pain Treatment (MIPT) on Psychophysical Affect Regulation – A Single Case Study. Frontiers in Pain Research. 3:943890. doi: 10.3389/fpain.2022.943890

Gold, C., Rolvsjord, R., Aaro, L. E., Aarre, T., Tjemsland, L. & Stige, B. (2005). Resource-Oriented Music Therapy for Psychiatric Patients with Low Therapy Motivation: Protocol for a Randomised Controlled Trial [NCT00137189]. BMC Psychiatry, 5(1), 39. https://doi.org/10.1186/1471-244X-5-39

Graham, R. (2010). A Cognitive-Attentional Perspective on the Psychological Benefits of Listening. Music and Medicine, 2(3), 167–173.

Grawe K. (1998). Psychologische Therapie. Hogrefe, Göttingen.

Grawe, K., Donati, R. & Bernauer, F. (2001). Psychotherapie im Wandel: Von der Konfession zur Profession (5., unveränderte Auflage). Hogrefe.

Greenberg, R. P. & Goldman, E. D. (2009). Antidepressants, Psychotherapy or their Combination: Weighing Options for Depression Treatments. Journal of Contemporary Psychotherapy, 39, 83–91. https://doi.org/10.1007/s10879-008-9092-2

Greenhalgh, T., Howick, J., Maskrey, N. (2014). Evidence based Medicine: A Movement in Crisis? The BMJ, 348, g3725. https://doi.org/10.1136/bmj.g3725
Grencavage, L. M. & Norcross, J. C. (1990). Where Are the Commonalities among the Therapeutic Common Factors? Professional Psychology: Research and Practice, 21, 372–378. https://doi.org/10.1037/0735-7028.21.5.372
Gureje, O., von Korff, M., Simon, G. E. & Gater, R. (1998). Persistent Pain and Well-Being: A World Health Organization Study in Primary Care. JAMA, 280(2):147–51. doi: 10.1001/jama.280.2.147

Hakvoort, L. (2015). Rap Music Therapy in Forensic Psychiatry: Emphasis on the Musical Approach to Rap. Music Therapy Perspectives, 33(2), 184–192. https://doi.org/10.1093/mtp/miv003
Hartmann, M., Mavrolampados, A., Toiviainen, P., Saarikallio, S., Foubert, K., Brabant, O., Snape, N., Ala-Ruona, E., Gold, C. & Erkkilä, J. (2022). Musical Interaction in Music Therapy for Depression Treatment. Psychology of Music, OnlineFirst. https://doi.org/10.1177/03057356221084368
Heilman, K. M., Blonder, L. X., Bowers, D. & Crucian, G. P. (2000). Neurobiological Disorders and Emotional Dysfunction. In J. C. Borod (Ed.), The Neuropsychology of Emotion. Oxford: Oxford University Press.
Heilman, K. M., Nadeau, S. E. & Beversdorf, D. O. (2003). Creative Innovation: Possible Brain Mechanisms. Neurocase, 9, 369–379.
Heller, A. S. & Casey, B. J. (2016). The Neurodynamics of Emotion: Delineating Typical and Atypical Emotional Processes during Adolescence. Developmental Science, 19(1), 3–18. https://doi.org/10.1111/desc.12373
Hense, C., Silverman, M. J. & McFerran, K. S. (2018). Using the Healthy-Unhealthy Uses of Music Scale as a Single-Session Music Therapy Intervention on an Acute Youth Mental Health Inpatient Unit. Music Therapy Perspectives, 36(2), 267–276. https://doi.org/10.1093/mtp/miy013
Hillecke, T. (2005). Heidelberger Musiktherapiemanual: Chronischer, nicht maligner Schmerz. Uni-Edition.
Hillecke T., Bolay, H. V. (2000): Musiktherapie bei chronischen Schmerzen – theoretische Grundlagen – das Heidelberger Modell. Anästhesiologie Intensivmedizin Notfallmedizin Schmerztherapie 35. 394–400.
Hillecke, T. & Dulger, A. (2007). Was ist evidenzbasiert? Musiktherapeutische Umschau, 28(2), 171–176. https://doi.org/10.13109/muum.2007.28.2.171
Hillecke, T. & Wilker, F. (2007). Ein heuristisches Wirkfaktorenmodell der Musiktherapie. Verhaltenstherapie & Verhaltensmedizin, 28(1), 62–85.
Hillecke, T., Wormit, A. F., Baumgarth, B., Bardenheuer, H. J., Oelkers-Ax, R. & Bolay, H. V. (2009). Aktive Musiktherapie in der Schmerztherapie. In R. Likar, G. Bernatzky, D. Märkert & W. Ilias (Hrsg.), Schmerztherapie in der Pflege. Schulmedizinische und komplementäre Methoden (S. 387–399). Wien: Springer.
Hillecke, T. K., Wilker, F.-W. & Wormit, A. F. (2021a). Wirkfaktoren der Musiktherapie. In H.-H. Decker-Voigt & E. Weymann (Hrsg.), Lexikon der Musiktherapie (S. 681–687). Göttingen: Hogrefe.
Hillecke, T. K., Wormit, A. F. & Wilker, F.-W. (2021b). Evidenzbasierung in der Musiktherapie. In H.-H. Decker-Voigt & E. Weymann (Hrsg.), Lexikon der Musiktherapie (S. 167–173). Göttingen: Hogrefe.
Hoffman, G. M. A., Gonze, J. C. & Mendlewinz, J. (1985). Speech Pause Time as a Method for the Evaluation of Psychomotor Retardation in Depressive Illness. British Journal of Psychiatry, 146(Journal Article), 535–538.

Hofmann, S. G., Sawyer, A. T., Fang, A. & Asnaani, A. (2012). Emotion Dysregulation Model of Mood and Anxiety Disorders. Depression and Anxiety, 29(5), 409–416. https://doi.org/10.1002/da.21888

Honkonen, T., Aro, T., Isometsä, E., Virtanen, M. & Katila, H. (2007). Quality of Treatment and Disability Compensation in Depression: Comparison of 2 Nationally Representative Samples with a 10-year Interval in Finland. Journal of Clinical Psychiatry, 68(12), 1886–1893.

Howard, K. I., Lueger, R. J., Maling, M. S. & Martinovich, Z. (1993). A Phase Model of Psychotherapy Outcome: Causal Mediation of Change. Journal of Consulting and Clinical Psychology, 61(4), 678–685. https://doi.org/10.1037/0022-006X.61.4.678

Hyland, M. E. (1987). Control Theory Interpretation of Psychological Mechanisms of Depression: Comparison and Integration of Several Theories. Psychological Bulletin, 102(1), 109–121. https://doi.org/10.1037/0033-2909.102.1.109

Ishak, M., Herrera, N., Martin, C. & Jeffrey, J. (2021). Music Therapy for Depression in Adolescents: A Systematic Review of Randomized Controlled Trials. International Journal of Psychiatric Research, 4(1), 1–5.

Jacobson, E. (1938). Progressive Relaxation. Chicago: University of Chicago Press.

Julien, R. M. (2007). A Primer of Drug Action: A Comprehensive Guide to the Actions, Uses, and Side Effects of Psychoactive Drugs (11th ed.). Worth Publishers.

Juslin, P. N. (2013). From Everyday Emotions to Aesthetic Emotions: Towards a Unified Theory of Musical Emotions. Physics of Life Reviews, 10(3), 235–266. https://doi.org/10.1016/j.plrev.2013.05.008

Kamioka, H., Tsutani, K., Yamada, M., Park, H., Okuizumi, H., Tsuroka, K., Honda, T., Okada, S., Park, S.-J., Kitayuhuchi, J., Abe, T., Handa, S. & Ohio, T. (2014). Effectiveness of Music Therapy: A Summary of Systematic Reviews Based on Randomized Controlled Trials of Music Interventions. Patient Preference and Adherence, 8, 727–754.

Kanfer, F. H., Reinecker, H. & Schmelzer, D. (2012). Selbstmanagement-Therapie: Ein Lehrbuch für die klinische Praxis (5. Aufl.). Springer https://doi.org/10.1007/978-3-642-19366-8

Kang, J., Scholp, A. & Jiang, J. J. (2018). A Review of the Physiological Effects and Mechanisms of Singing. Journal of Voice: Official Journal of the Voice Foundation, 32(4), 390–395. https://doi.org/10.1016/j.jvoice.2017.07.008

Kellner, M. (2016). Musiktherapeutische Behandlung von Patienten mit der Hauptdiagnose einer chronischen Schmerz- und/oder Depressionsstörung im stationären Setting. Unveröffentlichte Masterthesis, Heidelberg: SRH Hochschule.

Kendall, P. C., Gosch, E., Furr, J. M., & Sood, E. (2008). Flexibility within fidelity. Journal of the American Academy of Child & Adolescent Psychiatry, 47(9), 987–993.

Kitson, A., Harvey, G., McCormack, B. (1998). Enabling the Implementation of Evidence Based Practice: A Conceptual Framework. Quality and Safety in Health Care, 7(3), 149–158. https://doi.org/10.1136/qshc.7.3.149

Kline, J. P. (2004). Frontal EEG Asymmetry, Emotion, and Psychopathology: The First, and the Next 25 Years. Biological Psychology, 67(1–2), 1–5. https://doi.org/10.1016/j.biopsycho.2004.03.001

Koch, S. C. (2017). Arts and Health: Active Factors and a Theory Framework of Embodied Aesthetics. The Arts in Psychotherapy, 54, 85–91. https://doi.org/10.1016/j.aip.2017.02.002

Koelsch, S. (2012). Brain & Music. Chichester: Wiley-Blackwell.

Koelsch, S. (2014). Brain Correlates of Music-Evoked Emotions. Nature Reviews. Neuroscience, 15(3), 170–180. https://doi.org/10.1038/nrn3666
Koenig, J. (2016). Technik- und Modellfaktoren der Musiktherapie bei primären Kopfschmerzen im Jugendalter. Heidelberger Hochschulverlag.
Koenig, J., Kaess, M., Oelkers-Ax, R., Parzer, P., Lenzen, C., Hillecke, T.K. & Resch, F. (2013a). Wiederkehrende, primäre Kopfschmerzen im Jugendalter: Vorstudie zur musiktherapeutischen Intervention. Psychotherapeut 58:285–291. doi: 10.1007/s00278-012-0941-9
Koenig, J., Oelkers-Ax, R., Kaess, M., Parzer, P., Lenzen, C., Hillecke, T.K. & Resch, F. (2013b): Specific Music Therapy Techniques in the Treatment of Primary Headache Disorders in Adolescents: A Randomized Attention-Placebo-Controlled Trial. Journal of Pain, 14(10):1196-207. doi:10.1016/j.jpain.2013.05.006

Labouliere, C. D., Reyes, J. P., Shirk, S. & Karver, M. (2017). Therapeutic Alliance With Depressed Adolescents: Predictor or Outcome? Disentangling Temporal Confounds to Understand Early Improvement. Journal of Clinical Child & Adolescent Psychology, 46(4), 600–610. https://doi.org/10.1080/15374416.2015.1041594
Laiho, S. (2004). The Psychological Functions of Music in Adolescence. Nordic Journal of Music Therapy, 13(1), 47–63. https://doi.org/10.1080/08098130409478097
Lambert, M. J., Hannöver, W., Nisselmüller, K., Richard, M. & Kordy, M. (2002). Fragebogen zum Ergebnis von Psychotherapie: Zur Reliabilität und Validität der deutschen Übersetzung des Outcome Questionnaire 45.2 (OQ45.2). Zeitschrift für Klinische Psychologie und Psychotherapie, 31(1), 40–47.
Lambert, M. J., Whipple, J. L., Smart, D. W., Vermeersch, D. A., Nielsen, S. L. & Hawkins, E. J. (2001). The Effects of Providing Therapists with Feedback on Patient Progress During Psychotherapy: Are Outcomes Enhanced? Psychotherapy Research, 11(1), 49–68. https://doi.org/10.1080/713663852
Langbein, T. (2006). Modulare Erweiterung des Heidelberger Musiktherapiemanuals für Migräne bei Kindern und Übertragung auf Spannungskopfschmerz. Unveröffentlichte Masterthesis, Heidelberg: SRH Hochschule.
Leins, A. K. (2006). Heidelberger Musiktherapiemanual: Migräne bei Kindern. Uni-Edition.
Lethem, J., Slade, P. D., Troup, J. D. G., Bentley, G. (1983): Outline of a Fear-Avoidance Model of Exaggerated Pain Perceptions. Behaviour Research and Therapy, 21, 401–408.
Levy, K., N. (2009). Psychodynamic and Psychoanalytic Psychotherapy. In D. Richard C. S. & S. Hupric K. (Eds.), Clinical Psychology: Assessment, Treatment and Research (1–Book, Section, pp. 181–214). Elsevier.
Leweke, F. & Ballach, S. (2024). Chronischer Kopfschmerz. In U. T. Egle, C. Heim & B. Strauß (Hrsg.), Psychosomatik – neurobiologisch fundiert und evidenzbasiert: Ein Lehr- und Handbuch (S. 466–471). Kohlhammer.
Low, M. Y., Lacson, C., Zhang, F., Kesslick, A. & Bradt, J. (2020) Vocal Music Therapy for Chronic Pain. A Mixed Methods Feasibility Study. Journal of Alternative and Complementary Medicine, 26, 113–122.
Lutgen, N. (2008). Wie manualisiert man Kindertherapien? Die Entwicklung eines Musiktherapiemanuals für Spannungskopfschmerz bei Kindern und Jugendlichen unter der Perspektive der Probleme in der Adoleszenz. Unveröffentlichte Diplomarbeit, Heidelberg: SRH Hochschule.
Lutz Hochreutener, S. (2009). Spiel—Musik—Therapie. Methoden der Musiktherapie mit Kindern und Jugendlichen. Hogrefe.

Mackowiak, K. (2007). Motivations- und Beziehungsaufbau in der Verhaltenstherapie mit Kindern und Jugendlichen. In M. Borg-Laufs (Hrsg.), Lehrbuch der Verhaltenstherapie mit Kindern und Jugendlichen: Bd. Band I: Grundlagen (2. Aufl., S. 317–352). dgvt.

Maletic, V., Robinson, M., Oakes, T., Iyengar, S., Ball, S. G. & Russell, J. (2007). Neurobiology of Depression: An Integrated View of Key Findings. International Journal of Clinical Practice, 61(12), 2030–2040. https://doi.org/10.1111/j.1742-1241.2007.01602.x

Maratos, A., Crawford, M. J., & Procter, S. (2011). Music therapy for depression: It seems to work, but how? The British Journal of Psychiatry, 199(2), 92–93. https://doi.org/10.1192/bjp.bp.110.087494

Maratos, A. S., Gold, C., Wang, X. & Crawford, M. J. (2007). Music Therapy for Depression. John Wiley & Sons, Ltd.

Mattejat, F. & Remschmidt, H. (1999). Fragebogen zur Beurteilung der Behandlung (FBB). Hogrefe.

McFerran, K. S. (2010). Adolescents, Music and Music Therapy. Jessica Kingsley.

McFerran, K. & Grocke, D. (2022). Receptive Music Therapy: Techniques, Clinical Applications and New Perspectives (2. Ed.). Jessica Kingsley.

McFerran, K. S. & Saarikallio, S. (2014). Depending on Music to Feel Better: Being Conscious of Responsibility When Appropriating the Power of Music. The Arts in Psychotherapy, 41(1), 89–97. https://doi.org/10.1016/j.aip.2013.11.007

McFerran, K. & Wigram, T. (2005). Articulating the Dynamics of Music Therapy Group Improvisations. Nordic Journal of Music Therapy, 14(1), 33–46. https://doi.org/10.1080/08098130509478123

McLeod, B. D. (2011). Relation of the Alliance with Outcomes in Youth Psychotherapy: A Meta-Analysis. Clinical Psychology Review 31, 603–616.

Mehler-Wex, C. & Kölch, M. (2008). Depressive Störungen im Kindes- und Jugendalter. Deutsches Ärzteblatt International, 105(9), 149–155.

Metzner, S. (2018a). Darstellung und Transformation von Schmerzerleben in der Musik-imaginativen Schmerzbehandlung. Göttingen: V&R unipress

Metzner, S. (2018b). Kleine Fächer im Porträt. Musiktherapie. Portal Kleine Fächer. https://www.kleinefaecher.de/beitraege/blogbeitrag/musikthmusikt; Zugriff am 26.04.2025.

Metzner, S., Jarczok, M. N., Böckelmann, I., Glomb, S., Delhey, M., Gündel, H. & Frommer, J. (2022). Improvement of Pain Experience and Changes in Heart Rate Variability through Music-Imaginative Pain Treatment. Frontiers ine Pain Research. 3:943360. doi: 10.3389/fpain.2022.943360

Meyer, B. & Garcia-Roberts, L. (2007). Congruence between Reasons for Depression and Motivations for Specific Interventions. Psychology and Psychotherapy: Theory, Research and Practice, 80(4), 525–542. https://doi.org/10.1348/147608306X169982

Miller, K. E., Adams, S. M. & Miller, M. M. (2006). Antidepressant Medication Use in Palliative Care. American Journal of Hospice and Palliative Medicine, 23(Journal Article), 127–133.

Miranda, D. & Claes, M. (2009). Music Listening, Coping, Peer Affiliation and Depression in Adolescence. Psychology of Music, 37(2), 215–233. https://doi.org/10.1177/0305735608097245

Moncher, F. J. & Prinz, R. J. (1991). Treatment Fidelity in Outcome Studies. Clinical Psychology Review, 11(3), 247–266. https://doi.org/10.1016/0272-7358(91)90103-2

Montgomery, S. A. & Åsberg, M. (1979). A New Depression Scale Designed to be Sensitive to Change. British Journal of Psychiatry, 134(Journal Article), 382–389.

Moore, K. S. (2013). A Systematic Review on the Neural Effects of Music on Emotion Regulation: Implications for Music Therapy Practice. Journal of Music Therapy, 50(3), 198–242. https://doi.org/10.1093/jmt/50.3.198

Müller, S., Hammer, S. & Wormit, A. F. (2022). Berufspolitik aus der Perspektive von Musiktherapeut:innen. Musiktherapeutische Umschau, 43, 113–123.

Murad, M. H., Asi, N., Alsawas, M. & Alahdab, F. (2016). New Evidence Pyramid. Evidence Based Medicine, 21(4), 125–127. https://doi.org/10.1136/ebmed-2016-110401

Naiman, L. (2006). What is Creativity? Linda Naiman & Associates Inc.
National Institute for Health and Care Excellence. (2019). Depression in Children and Young People: Identification and Management. NICE guideline. https://www.nice.org.uk/guidance/ng134/resources/depressiod-in-children-and-young-people-identification-and-management-pdf-66141719350981. Zugriff am 30.05.2025.
NDIS. (2024, November 26). Statement – NDIS Funded Music and Art Therapy. National Disability Insurance Agency, Australia. https://www.ndis.gov.au/news/10522-statement-ndis-funded-music-and-art-therapy. Zugriff am 26.04.2025.

Oehlmann, J. (2021). Musikinstrumente. In H.-H. Decker-Voigt & E. Weymann (Hrsg.), Lexikon der Musiktherapie (S. 383–389). Hogrefe.
Oelkers-Ax, R., Leins, A., Parzer, P., Hillecke, T., Bolay, H. V., Fischer, J., Bender, S., Hermanns, U. & Resch, F. (2008). Butterbur Root Extract and Music Therapy in the Prevention of Childhood Migraine: An Explorative Study. European Journal of Pain, 12(3): 301–13. doi: 10.1016/j.ejpain.2007.06.003
Oxford Centre for Evidence-Based Medicine. (2009). Levels of Evidence. https://www.cebm.ox.ac.uk/resources/levels-of-evidence/oxford-centre-for-evidence-based-medicine-levels-of-evidence march 2009

Pelletier, C. L. (2004). The Effect of Music on Decreasing Arousal Due to Stress: A Meta-Analysis. Journal of Music Therapy, 41(3), 192–214. https://doi.org/10.1093/jmt/41.3.192
Petzke, F., Hüppe, M., Kohlmann, T., Kükenshöner, S., Lindena, G., Pfingsten, M., Schneider, K., Nagel, N. (2022). Handbuch Deutscher Schmerz-Fragebogen. https://www.schmerzgesellschaft.de/fileadmin/2022/PDFs/DSF_Handbuch_2022.pdf
Philips, H. (1987). Avoidance Behaviour and its Role in Sustaining Chronic Pain. Behaviour Research and Therapy 25, 273–279.
Piper, W. E., & Ogrodniczuk, J. S. (1999). Therapy Manuals and the Dilemma of Dynamically Oriented Therapists and Researchers. American Journal of Psychotherapy, 53(4), 467–482.
Porter, S., McConnell, T., McLaughlin, K., Lynn, F., Cardwell, C., Braiden, H.-J., Boylan, J., Holmes, V. & the Music in Mind Study Group (2017). Music Therapy for Children and Adolescents with Behavioural and Emotional Problems: A Randomised Controlled Trial. Journal of Child Psychology and Psychiatry, n/a-n/a. https://doi.org/10.1111/jcpp.12656
Priestley, M. (1994). Essays on Analytical Music Therapy (p. 335). Barcelona Publishers.
Punkanen, M. & Ala-Ruona, E. (2011). Making My Body a Safe Place to Stay: A Psychotherapeutically Oriented Approach to Vibroacoustic Therapy in Drug Rehabilitation. In A. Meadows (Ed.), Develoments in Music Therapy Practice: Case Study Perspectives (S. 350–367). Barcelona Publishers.
Punkanen, M. & Ala-Ruona, E. (2012). Contemporary Vibroacoustic Therapy. Music & Medicine, 4(3), 128–135.
Punkanen, M., Eerola, T. & Erkkilä, J. (2011). Biased Emotional Preferences in Depression: Decreased Liking of Angry and Energetic Music by Depressed Patients. Music and Medicine, 3(2), 114–120. https://doi.org/10.1177/1943862110395597

Quality statements | Depression in adults | Quality standards | NICE. (2011, March 29). NICE. https://www.nice.org.uk/guidance/qs8/chapter/Quality-statements. Zugriff am 30.05.2025.

Raimy, V. (1950). Training in Clinical Psychology. New York, NY: Prentice Hall.
Resch, F. (2016). Identität und Ablösung – Entwicklungsaufgaben der Adoleszenz. Swiss Archives of Neurology, Psychiatry and Psychotherapy, 167(05), 137–146. https://doi.org/10.4414/sanp.2016.00411
Resch, F., Parzer, P., Brunner, R., Haffner, J., Koch, E., Oelkers-Ax, R., Schuch, B., & Strehlow, U. (1999). Entwicklungspsychopathologie des Kindes- und Jugendalters: Ein Lehrbuch (2., überarb. u. erw. Aufl.). Beltz Psychologie-Verl.-Union.
Resch, F. & Parzer, P. (2014). Stellenwert der Entwicklungspsychopathologie für die Psychotherapie bei Jugendlichen. Psychotherapeut, 59(2), 100–108. https://doi.org/10.1007/s00278-014-1032-x
Riedl, H. & Stegemann, T. (2018). Die Übersetzung der Healthy-Unhealthy Uses of Music Scale (HUMS) vom Englischen ins Deutsche. Musiktherapeutische Umschau, 39(3), 229–240. https://doi.org/10.13109/muum.2018.39.3.229
Robertson, L. C., Lamb, M. R. & Knight, R. T. (1988). Effects of Lesions of Temporal-Parietal Junction on Perceptual and Attentional Processing in Humans. Journal of Neuroscience, 8, 3757–3769.
Röger, J. (2016). Musiktherapie für Rheumapatienten am Acura Rheumazentrum Bad Kreuznach – Entwicklung eines spezifischen Behandlungskonzepts und dessen Evaluationsmöglichkeiten. Unveröffentlichte Masterthesis, Heidelberg: SRH Hochschule.
Rogers, C. R. (1976). Die klientenzentrierte Gesprächspsychotherapie. Kindler.
Rolvsjord, R. (2010). Resource-Orientated Music Therapy in Mental Health Care. Barcelona Publishers.
Rolvsjord, R., Gold, C., Stige, B. (2005a). Research Rigour and Therapeutic Flexibility: Rationale for a Therapy Manual Developed for a Randomised Controlled Trial. Nordic Journal of Music Therapy, 14(1), 15–32. https://doi.org/10.1080/08098130509478122
Rolvsjord, R., Gold, C., & Stige, B. (2005b). Therapeutic Principles for Resource-Oriented Music Therapy: A Contextual Approach to the Field of Mental Health. Appendix to the article Research Rigour and Therapeutic Flexibility. Nordic Journal of Music Therapy, 14(1), Appendix.

Saarikallio, S. (2019). Music as a Resource for Agency and Empowerment in Identity Construction. In K. McFerran, P. Derrington & S. Saarikallio (Eds.), Handbook of Music, Adolescents, and wellbeing (pp. 89–98). Oxford: Oxford University Press.
Saarikallio, S. & Erkkilä, J. (2007). The Role of Music in Adolescents' Mood Regulation. Psychology of Music, 35(1), 88–109. https://doi.org/10.1177/0305735607068889
Saarikallio, S., Gold, C. & McFerran, K. (2015). Development and Validation of the Healthy-Unhealthy Music Scale. Child and Adolescent Mental Health, 20(4), 210–217. https://doi.org/10.1111/camh.12109
Sackett, D. L., Rosenberg, W. M., Gray, J. A., Haynes, R. B., Richardson, W. S. (1996). Evidence Based Medicine: What it is and What it isn't. British Medical Journal, 312(7023), 71–72.
Satterfield, J. M., Spring, B., Brownson, R. C., Mullen, E. J., Newhouse, R. P., Walker, B. B., Whitlock, E. P. (2009). Toward a Transdisciplinary Model of Evidence-Based Practice. The Milbank Quarterly, 87(2), 368–390. https://doi.org/10.1111/j.1468-0009.2009.00561.x
Schäfer, T. (2016). The Goals and Effects of Music Listening and Their Relationship to the Strength of Music Preference. PLOS ONE, 11(3), e0151634. https://doi.org/10.1371/journal.pone.0151634
Schäfer, T., Sedlmeier, P., Städtler, C., & Huron, D. (2013). The psychological functions of music listening. Frontiers in Psychology, 4. https://doi.org/10.3389/fpsyg.2013.00511

Scheufler, A., Wallace, D. P. & Fox, E. (2021). Comparing Three Music Therapy Interventions for Anxiety and Relaxation in Youth with Amplified Pain. Journal of Music Therapy, 58(2): 177–200. doi: 10.1093/jmt/thaa021. PMID: 33251538

Schneider, K. J. (2011). Existential-Humanistic Psychotherapies. In S. Messer B. & A. Gurman S. (Eds.), Essential Psychotherapies (pp. 261–298). The Guilford Press.

Schneider, K. J. & Längle, A. (2012). The Renewal of Humanism in Psychotherapy: Summary and Conclusion. Psychotherapy, 49(4), 480–481. doi: 10.1037/a0028026

Schrauth, T. & Siebert, S. (2018). Erfahrungen aus der Musik-imaginativen Schmerzbehandlung. Musiktherapeutische Umschau, 39, 246–253.

Schwabe, C. (1972). Musiktherapie bei Neurosen und funktionellen Störungen (2. überarb. und erg. Aufl.). Fischer.

Selle, E.-W. (2004). »... ein breites, sicheres Floß ...« – Rezeptive Musiktherapie und Entspannung am Beispiel des »Entspannungstrainings nach musiktherapeutischen Gesichtspunkten «. In: I. Frohne-Hagemann (Hrsg.), Rezeptive Musiktherapie (S. 307–340). Reichert, Paderborn.

Sembill, A., Vocks, S., Kosfelder, J., & Schöttke, H. (2017). The phase model of psychotherapy outcome: Domain-specific trajectories of change in outpatient treatment. Psychotherapy Research: Journal of the Society for Psychotherapy Research, 1–12. https://doi.org/10.1080/10503307.2017.1405170

Sherry, D. D. (2016). Pain Amplification Syndromes. In R. E. Petty, R. M. Laxer, C. B. Lindsley & L. R. Wedderburn (Eds.), Textbook of Pediatric Rheumatology (pp. 681–692). Elsevier.

Shorey, S., Ng, E. D. & Wong, C. H. J. (2022). Global Prevalence of Depression and Elevated Depressive Symptoms among Adolescents: A Systematic Review and Meta-Analysis. British Journal of Clinical Psychology, 61(2), 287–305. https://doi.org/10.1111/bjc.12333

Silverman, M. J. (2022). Evidence-Based Practice in Music Therapy for Mental Health. In M. J. Silverman (Ed.), Music Therapy in Mental Health for Illness Management and Recovery (p. 0). Oxford: Oxford University Press. https://doi.org/10.1093/oso/9780198865285.003.0015

Smetana, M. & Storz, D. (2020). Psychotherapeutische Techniken der Musiktherapie. In H. U. Schmidt, Th. Stegemann & C. Spitzer (Hrsg.), Musiktherapie bei psychischen und psychosomatischen Störungen (S. 53–58). Elsevier.

Sorgatz, H. (1999). Verhaltenstheoretische Konzepte und Modelle zu psychischen Störungen. In: Reinecker H. (Hrsg.), Lehrbuch der Verhaltenstherapie (S. 357–368). dgvt-Verlag.

Spintge, R. (2021). MusikMedizin. In H.-H. Decker-Voigt & E. Weymann (Hrsg.), Lexikon Musiktherapie (S. 390–394). Göttingen: Hogrefe (3., vollständig überarbeitete und erweiterte Auflage)

Spintge, R. & Droh, R. (1992). Music Medicine. MMB Music.

Stegemann, T. & Geipel, J. (2018). Musiktherapie mit Jugendlichen. In T. Stegemann & E. Fitzthum (Hrsg.), Wiener Ringvorlesung Musiktherapie. Grundlagen und Anwendungsfelder – ein Kurzlehrbuch (2. Aufl., Bd. 11, S. 223–242). Praesens.

Stegemann, T., Riedl, H., Evers-Grewe, B. & Körber, A. (2021). Musiktherapie in medizinischen Leitlinien – eine systematische Literaturrecherche der AWMF-Leitlinien. Musiktherapeutische Umschau, 42, 109–127.

Stulz, N., & Lutz, W. (2007). Multidimensional patterns of change in outpatient psychotherapy: The phase model revisited. Journal of Clinical Psychology, 63(9), 817–833. https://doi.org/10.1002/jclp.20397

Tähkä, V. (1986). Psykoanalyysin perusteet (4th ed.). WSOY.

Thomson, C. J., Reece, J. E. & Di Benedetto, M. (2014). The Relationship between Music-Related Mood Regulation and Psychopathology in Young People. Musicae Scientiae, 18(2), 150–165. https://doi.org/10.1177/1029864914521422

Torre, J. A. la, Vilagut, G., Ronaldson, A., Serrano-Blanco, A., Martín, V., Peters, M., Valderas, J. M., Dregan, A. & Alonso, J. (2021). Prevalence and Variability of Current Depressive Disorder in 27 European Countries: A Population-Based Study. The Lancet Public Health, 6(10), e729–e738. https://doi.org/10.1016/S2468-2667(21)00047-5

Traue H. C., Kessler M. & Rudisch T. (2000). Zur ätiologischen Rolle gehemmter Expressivität bei Kopfschmerzen. Anästhesiologie – Intensivmedizin – Notfallmedizin – Schmerztherapie 35. 248–254.

Trondalen, G. & Bonde, L. O. (2012). Music Therapy: Models and Interventions. In R. A. MacDonald, G. Kreutz & L. Mitchell (Eds.), Music, Health and Wellbeing. Oxford: Oxford University Press.

Tschuschke, V., Crameri, A., Koehler, M., Berglar, J., Muth, K., Staczan, P., Wyl, A. V., Schulthess, P. & Koemeda-Lutz, M. (2015). The Role of Therapists' Treatment Adherence, Professional Experience, Therapeutic Alliance, and Clients' Severity of Psychological Problems: Prediction of Treatment Outcome in Eight Different Psychotherapy Approaches. Preliminary Results of a Naturalistic Study. Psychotherapy Research. https://www.tandfonline.com/doi/abs/10.1080/10503307.2014.896055

Uhlig, S., Dimitriadis, T., Hakvoort, L. & Scherder, E. (2017). Rap and Singing are Used by Music Therapists to Enhance Emotional Self-Regulation of Youth: Results of a Survey of Music Therapists in the Netherlands. The Arts in Psychotherapy, C(53), 44–54. https://doi.org/10.1016/j.aip.2016.12.001

van den Tol, A. J. M. & Edwards, J. (2013). Exploring a Rationale for Choosing to Listen to Sad Music When Feeling Sad. Psychology of Music, 41(4), 440–465. https://doi.org/10.1177/0305735611430433

van Goethem, A. (2010). Affect Regulation in Everyday Life. Strategies, Tactics, and the Role of music. Annelies van Goethem [Dissertation, Keele University]. https://doi.org/10.13140/RG.2.2.11025.07523

Vaschillo, E., Lehrer, P., Rishe, N. & Konstantinov, M. (2002). Heart Rate Variability Biofeedback as a Method for Assessing Baroreflex Function: A Preliminary Study of Resonance in the Cardiovascular System. Applied Psychophysiology and Biofeedback, 27(1), 1–27. https://doi.org/10.1023/A:1014587304314

Vlaeyen, J. W. S., Linton, S. J. (2000): Fear-Avoidance and its Consequences in Chronic Musculoskeletal Pain: A State of the Art. Pain 85, 317–332.

von Moreau, D., Holzwarth, K., Baaß, D., Debus, S., Spintge, R. & Zöllner, C. (2025). Der verstärkte Einsatz von Musiktherapie in der Schmerzmedizin. Statement internationaler Expert:innen in der 2nd science & sounds conference. Musiktherapeutische Umschau, 46, 60–65.

von Moreau, D., Wormit, A. F. & Hillecke, T. K. (2013). Musiktherapeutische Techniken. In W. Senf, M. Broda & B. Wilms (Hrsg.), Techniken der Psychotherapie: Ein methodenübergreifendes Kompendium (S. 236–243). Georg Thieme Verlag.

Waldon, E. G. & Wheeler, B. L. (2017). Perceived Research Relevance: A Worldwide Survey of Music Therapists. Nordic Journal of Music Therapy, 26(5), 395–410. https://doi.org/10.1080/08098131.2017.1284889

Walter, H., Husemann, R. & Hölzel, L. P. (2024). Psychische Störungen in der ICD-11: Ein Gesamtüberblick über die wichtigsten Änderungen. Nervenheilkunde, 43(04), 167–178. https://doi.org/10.1055/a-2216-7277

Waltz, J., Addis, M. E., Koerner, K., & Jacobson, N. S. (1993). Testing the integrity of a psychotherapy protocol: Assessment of adherence and competence. Journal of Consulting and Clinical Psychology, 61(4), 620 – 630. https://doi.org/10.1037/0022-006X.61.4.620

Wampold, B. E. (2001). The Great Psychotherapy Debate: Models, Methods, and Findings. Routledge.

Wampold, B. E. & Brown, G. S. J. (2005). Estimating Variability in Outcomes Attributable to Therapists: A Naturalistic Study of Outcomes in Managed Care. Journal of Consulting and Clinical Psychology, 73(5), 914 – 923. https://doi.org/10.1037/0022-006X.73.5.914

Wampold, B. E. & Imel, Z. E. (2015). The Great Psychotherapy Debate: The Evidence for What Makes Psychotherapy Work (2nd ed.). Routledge. https://doi.org/10.4324/9780203582015.

Wang, Y.-Y., Li, X.-H., Zheng, W., Xu, Z.-Y., Ng, C. H., Ungvari, G. S., Yuan, Z. & Xiang, Y.-T. (2018). Mindfulness-Based Interventions for Major Depressive Disorder: A Comprehensive Meta-Analysis of Randomized Controlled Trials. Journal of Affective Disorders, 229, 429 – 436. https://doi.org/10.1016/j.jad.2017.12.093

Weber & Weber (o. J.). Information: Petadolex Kapseln. Verfügbar unter: https://weber-weber.de/presse/presse-petadolex-kapseln/ Zugriff am 03.05.2025.

Weßling, H. W. A. (2011). Theorie der klinischen Evidenz: Versuch einer Kritik der Evidenzbasierten Medizin. Lit Verlag.

WHO (World Health Organization) (2014). Internationale Klassifikationen psychischer Störungen. ICD-10 Kapitel V (F). Klinisch diagnostische Leitlinien (H. Dilling, W. Mombaur, & M. H. Schmidt, Hrsg.; 9. Auflage). Hans Huber.

Wigram, T. (2004). Improvisation. Methods and Techniques for Music Therapy Clinicians, Educators and Students. Jessica Kingsley.

Winnicott, D. W. (1968). Playing: Its Theoretical Status in the Clinical Situation. International Journal of Psychoanalysis, 49, 591 – 599.

Wittorf, S. (1999). Die Abschlussphase von Psychotherapien [Dissertation, Universität Osnabrück]. https://repositorium.ub.uni-osnabrueck.de/bitstream/urn:nbn:de:gbv:700-2000091588/2/E-Diss38_thesis.pdf

Wormit, A. F. (2008). Tumor-, Schmerz- und Nierenerkrankungen. In H. V. Bolay, A. Dulger & H. J. Bardenheuer (Hrsg.), Evidenzbasierte Musiktherapie. uni-edition.

Wormit, A. F. (2016). Bachelorstudium Musiktherapie nach dem CORE-Prinzip. Musiktherapeutische Umschau, 37, 185 – 191.

Wormit, A. F. (2024a). Musiktherapie und chronischer nicht-maligner Schmerz. Psychotherapie im Dialog, 25(1), 53 – 56. DOI: 10.1055/a-2088-6097

Wormit, A. F. (2024b). Musiktherapiemanuale bei chronisch, nicht-malignen Schmerzen. Unveröffentlichtes Vorlesungsskript. Heidelberg: SRH Hochschule.

Wormit, A. F., Hillecke, T. K. & von Moreau, D. (2024). Musiktherapie. In U. T. Egle, C. Heim & B. Strauß (Hrsg.), Psychosomatik – neurobiologisch fundiert und evidenzbasiert: Ein Lehr- und Handbuch (S. 789 – 797). Stuttgart: Kohlhammer.

Wormit, A. F., Hillecke, T. K. & Wilker, F.-W. (2021). Qualitätssicherung. In H.-H. Decker-Voigt & E. Weymann (Hrsg.), Lexikon der Musiktherapie (S. 521 – 526). Göttingen: Hogrefe.

Wormit, A.F., Hillecke, T.K. & Wilker, F.-W. (2020a). Therapiemanuale in der Musiktherapie. In H.U. Schmidt, T. Stegemann & C. Spitzer (Hrsg.), Musiktherapie bei psychischen und psychosomatischen Störungen (S. 65 – 67). München: Elsevier.

Wormit, A. F., Hillecke, T. K., von Moreau, D. & Diener, C. (2020b). Musiktherapie in der geriatrischen Pflege. Ein Praxisleitfaden. München: Ernst Reinhardt.

Wormit, A. F., Keßler, M. & Woytinnek, S. (2020c). Der Musiktherapeut. In A. F. Wormit, T. K. Hillecke, D. von Moreau & C. Diener (Hrsg.), Musiktherapie in der geriatrischen Pflege. Ein Praxisleitfaden (S. 54 – 78). München: Ernst Reinhardt.

Wormit, A. F., Hillecke, T. K., Leins, A. K., Resch, F. & Bardenheuer, H. J. (2007). Musiktherapie bei chronischen, nicht-malignen Schmerzen. Verhaltenstherapie & Verhaltensmedizin, 28, 100–114.

Zhao, K., Bai, Z. G., Bo, A. & Chi, I. (2016). A Systematic Review and Meta-Analysis of Music Therapy for the Older Adults with Depression: Review of Music Therapy for Elderly Depression. International Journal of Geriatric Psychiatry, 31. https://doi.org/10.1002/gps.4494

Sachregister

Spielarten der Musiktherapie

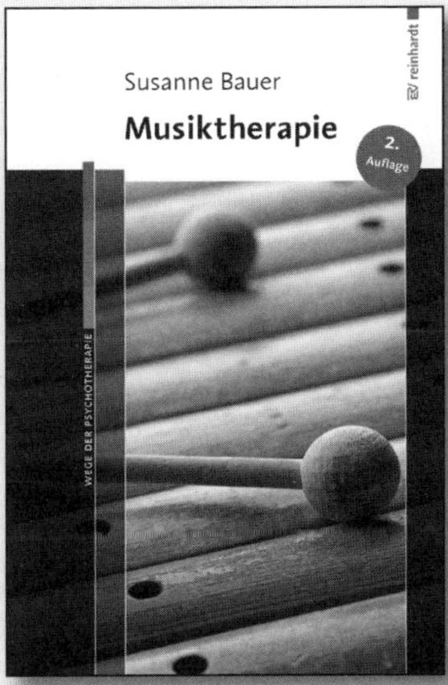

Susanne Bauer
Musiktherapie
(Wege der Psychotherapie)
2., überarb. Aufl. 2025. 196 S.
(978-3-497-03329-4) kt

Welche therapeutischen Funktionen erfüllt Musik? Wird Musik gespielt oder gehört, zusammen oder alleine, auf welchen Instrumenten? Wie gestaltet sich die Beziehung im musiktherapeutischen Prozess? Dieses Buch stellt die vielseitigen Möglichkeiten von Musik in der Therapie vor. Zahlreiche Fallbeispiele vertiefen Fragen des Settings und den Einsatz als Gruppen- oder Einzelverfahren. Ein berufspolitischer Blick auf die Musiktherapie befasst sich abschließend mit der Aus- und Weiterbildung und künftigen Entwicklungen.
In der 2. Auflage mit neuen Erkenntnissen zu Musiktherapie in der Neonatologie, in der Palliativmedizin und zum Einsatz digitaler Technologien.

reinhardt
www.reinhardt-verlag.de

Wo Worte an ihre Grenzen stoßen

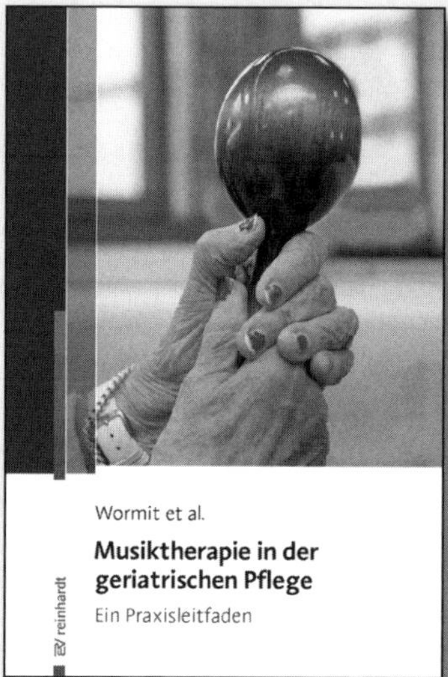

Alexander Wormit / Thomas Hillecke / Dorothee von Moreau / Carsten Diener
Musiktherapie in der geriatrischen Pflege
Ein Praxisleitfaden
2020. 150 Seiten. 16 Abb. 8 Tab.
Innenteil vierfarbig.
(978-3-497-02942-6) kt

Musik gibt Menschen die Möglichkeit, sich Gehör zu verschaffen, auch wenn sie sich verbal nicht mitteilen können oder Worte längst leere Hüllen sind. Musik hilft, aus der erlebten Isolation herauszufinden, sich am gemeinsamen Musizieren zu erfreuen oder in Einzeltherapie wohltuende Klänge zu genießen. Individuell gestaltet kann sie im geriatrischen Alltag jede Stimmung aufgreifen und in schwierigen Situationen helfen.
Das Buch beschreibt Ziele und Methoden musiktherapeutischer Begleitung älterer Menschen. Es gibt zahlreiche Tipps zum Ablauf der Intervention, dem Einsatz von Instrumenten, der Musikauswahl und zum begleitenden Gespräch.

reinhardt
www.reinhardt-verlag.de

Wo wohnt der Ohrwurm?

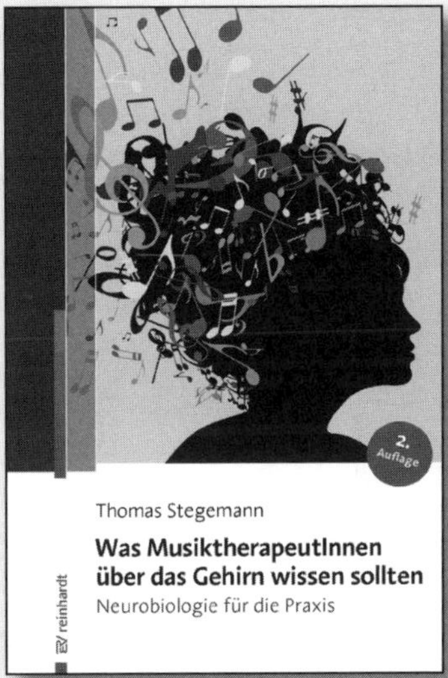

Thomas Stegemann
Was MusiktherapeutInnen über das Gehirn wissen sollten
Neurobiologie für die Praxis
2., aktualisierte Auflage 2020.
236 Seiten. 55 Abb. 14 Tab.
Innenteil farbig.
(978-3-497-02991-4) kt

Was spielt sich im Gehirn ab, wenn Musik gespielt wird? Wie wirken Töne auf den (Muskel-) Tonus? Was hat die Stimme mit der Stimmung zu tun? Solche Fragen zu Grundlagen der Neurobiologie von Musik und Musiktherapie werden in diesem Buch beantwortet – didaktisch aufbereitet mit vielen praktischen Beispielen und Abbildungen. Ausgehend von den neuroanatomischen und -physiologischen Grundlagen werden das Hören allgemein sowie speziell die Perzeption und Produktion von Musik anschaulich erklärt. Anhand ausgewählter klinischer Störungsbilder aus Psychiatrie und Neurologie werden neurobiologische Modelle zur Wirksamkeit von Musiktherapie diskutiert. Ein unverzichtbares Kurz-Lehrbuch und Nachschlagewerk für alle, die sich für die Musikwirkung auf Psyche und Körper interessieren.

reinhardt
www.reinhardt-verlag.de

Therapie mit Musik und Hypnose

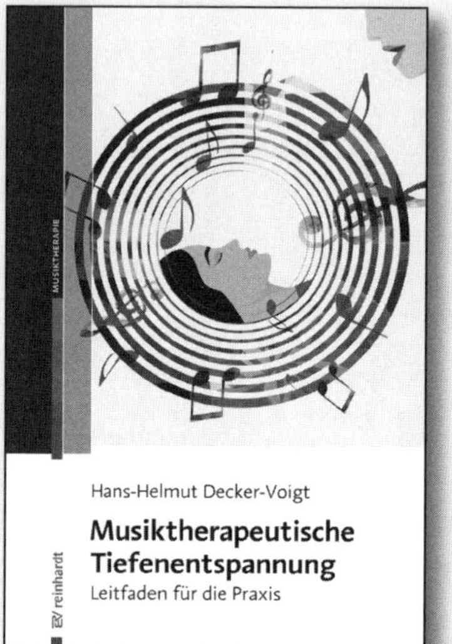

Hans-Helmut Decker-Voigt
Musiktherapeutische Tiefenentspannung
Leitfaden für die Praxis
2024. 216 Seiten. 15 Abb. 1 Tab.
(978-3-497-03173-3) kt

Musik und hypnotherapeutisch begleitete Tiefenentspannung eignen sich besonders für Menschen im Krisenmodus: nach körperlichen Erkrankungen, in Schmerztherapie und Rehabilitation, bei Stresserkrankungen und Angststörungen. In zehn Schritten von der Exploration über Tranceinduktion und Reflexion bis zum Übergang in die Realität außerhalb des Settings wird die Methode praxisnah erklärt. Formulierungsbeispiele zeigen, wie man vor, während und nach der Trance Befindlichkeit, Erleben, Wünsche und Konflikte mit den Patient:innen verbal bearbeiten kann. Verschiedene Anwendungsfelder in Einzeltherapie und Gruppe werden vorgestellt. Ein vielseitiges Instrumentarium für alle, die ihr psychotherapeutisches Methodenrepertoire erweitern wollen.

reinhardt
www.reinhardt-verlag.de

Musik als Schlüssel im Coaching!

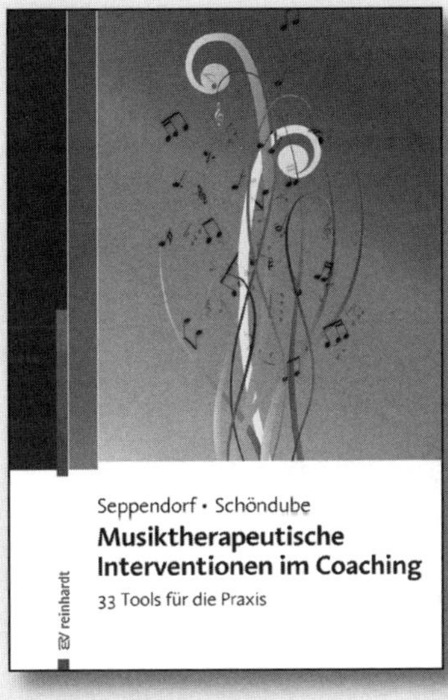

Sarah Seppendorf/
Oliver Schöndube
Musiktherapeutische Interventionen im Coaching
33 Tools für die Praxis
2025. 205 S. 32 Abb. 5 Tab.
(978-3-497-03296-9) kt

Dieses Buch bietet eine praxisnahe Einführung in das Coaching mit musiktherapeutischen Interventionen. Es stellt den Einsatz von Musik in erprobten Coachingtools vor, die emotionale Prozesse unterstützen, Selbstreflexion fördern und den Zugang zu inneren Ressourcen ermöglichen. 33 Schritt-für-Schritt-Anleitungen mit anschaulichen Fallbeispielen erleichtern die Umsetzung und Anpassung der Techniken im individuellen Coaching-Prozess. Lassen Sie sich inspirieren, Musik als Schlüssel im Coaching wirkungsvoll einzusetzen!

reinhardt
www.reinhardt-verlag.de

Bunt, klangvoll, bewegt

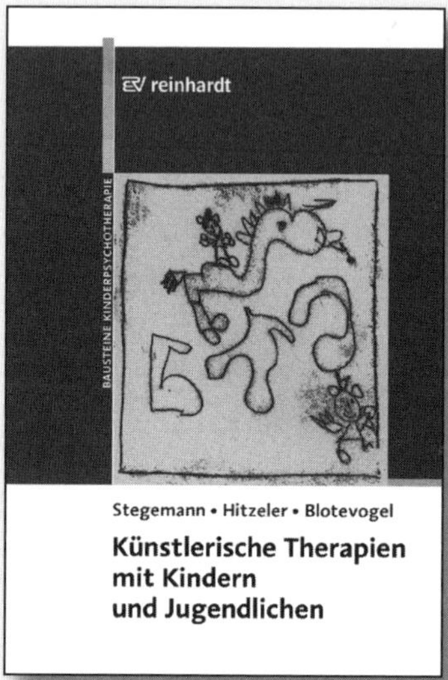

Thomas Stegemann / Marion Hitzeler / Monica Lisa Blotevogel
Künstlerische Therapien mit Kindern und Jugendlichen
(Bausteine der Kinder- und Jugendlichenpsychotherapie; 4)
2012. 260 Seiten. 9 Abb. 1 Tab.
(978-3-497-02192-5) kt

Trommeln, Tonklumpen oder Gymnastikbälle: Was passiert hinter den Praxistüren in der „künstlerischen Therapie“ mit Kindern und Jugendlichen? Worin liegt der spezifische Nutzen von Musik-, Tanz- oder Kunsttherapie und welche gemeinsamen Wirkfaktoren lassen sich identifizieren? Die Autor:innen stellen Diagnostik, Indikationsstellung und Therapieverlauf bis hin zum Abschluss der Behandlung mit Hilfe prägnanter Fallbeispiele anschaulich dar. Sie vermitteln spannende Fakten zu Geschichte und Methodologie der einzelnen Verfahren und binden aktuelle Forschungsergebnisse ein. So wird deutlich, warum künstlerische Therapien gerade mit Kindern und Jugendlichen nicht nur als „Dosenöffner“ für Gespräche über Gefühle funktionieren, sondern das Fundament für eine heilsame Entwicklung bilden.

reinhardt
www.reinhardt-verlag.de

Komplexes Störungsbild kompakt erklärt

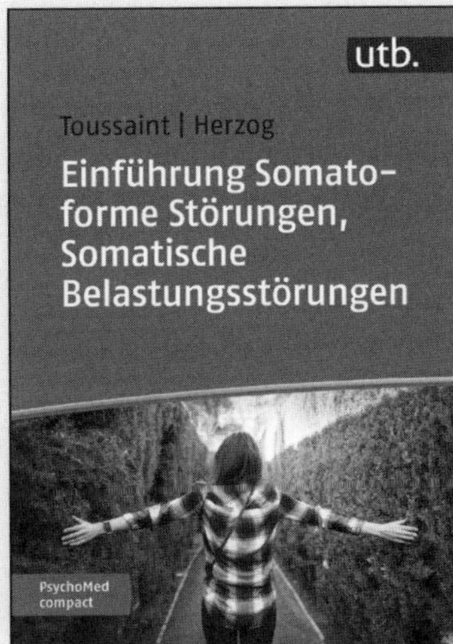

Anne Toussaint /
Annabel Herzog
Einführung Somatoforme Störungen, Somatische Belastungsstörungen
Mit 50 Übungsfragen.
2020. 209 S. 14 Abb. 9 Tab.
utb-M (978-3-8252-5349-3) kt

Ob Atemnot, Schwindel oder Verdauungsprobleme, zahlreiche Patient:innen leiden unter anhaltenden Körperbeschwerden. Oft lassen sich dabei keine hinreichenden körperlichen Ursachen finden. Wann werden Körperbeschwerden, wie jeder sie kennt, zur übermäßigen Belastung? Dieses Lehrbuch vermittelt, wie diese Erkrankungen entstehen und wie der diagnostische Prozess vom ersten belastenden Symptom bis zur Diagnose einer somatoformen Störung oder somatischen Belastungsstörung bestmöglich abläuft. Viele Beispiele zeigen wichtige Aspekte professioneller und wertschätzender Gesprächsführung sowie Fallstricke und Hindernisse auf. Evidenzbasierte Therapiemaßnahmen nach den aktuellen Leitlinien werden übersichtlich dargestellt.

reinhardt
www.reinhardt-verlag.de

Klassiker der Psychotherapie-Literatur

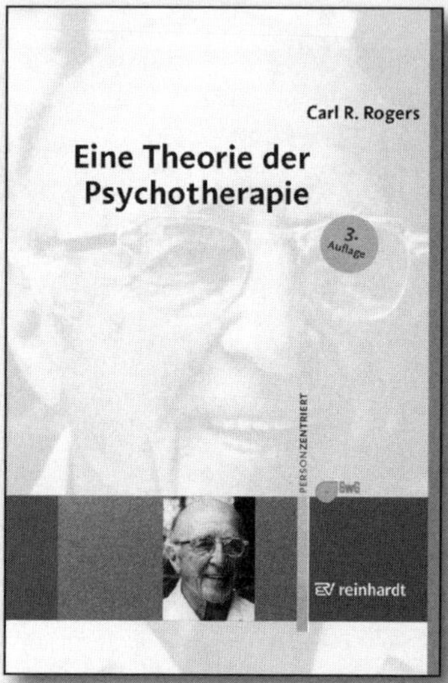

Carl R. Rogers
Eine Theorie der Psychotherapie
(Personzentrierte Beratung & Therapie; 8)
3. Auflage 2020. 96 Seiten.
(978-3-497-02993-8) kt

Der Klassiker zum Personzentrierten Ansatz: 1959 verfasste Carl R. Rogers diese einzigartige systematische Darstellung seines psychotherapeutischen Ansatzes. Alle zentralen Begriffe der personzentrierten Therapie finden sich hier prägnant und verständlich erklärt: Aktualisierungstendenz, Erfahrung, Bewusstheit, Symbolisierung, Selbst, Kongruenz / Inkongruenz u.a.
Mit diesen Bausteinen errichtet Rogers seine Theorie der Persönlichkeit und der zwischenmenschlichen Beziehung, insbesondere jener zwischen Therapeut:in und Klient:in. Dieser Schlüsseltext ist ein Muss für alle, die den Personzentrierten Ansatz kennenlernen, vertiefen und anwenden wollen!

reinhardt
www.reinhardt-verlag.de

Spielen als Therapie

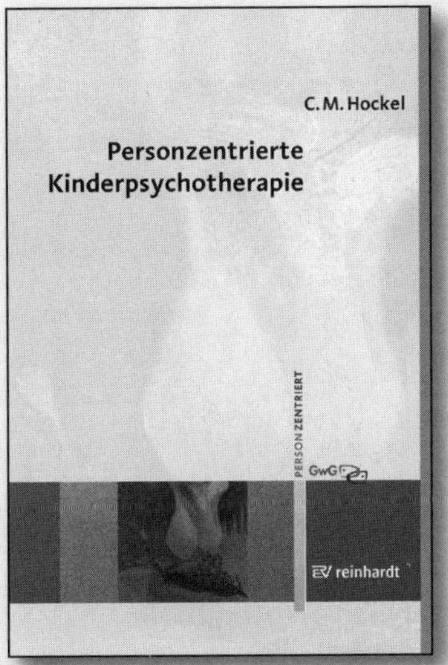

Curd Michael Hockel
Personzentrierte Kinderpsychotherapie
(Personzentrierte Beratung & Therapie; 10)
2011. 191 S. 3 Abb. 5 Tab.
(978-3-497-02201-4) kt

„Muss ich jetzt wieder spielen, was ich will?" In der personzentrierten Kinderpsychotherapie, auch „Spieltherapie", bestimmen Kinder und Jugendliche selbst, was sie tun. Denn Interventionen werden nicht als „Behandlung", sondern als sinnstiftende Begleitung beim Spiel erfahren. Bei der Therapie von Paul, einem „zappeligen" 10-Jährigen, der unter dem Verlust seines verstorbenen Vaters leidet, kann man dem Therapeuten über die Schulter schauen: Wie greift er Pauls Impulse im Spiel auf? Wie hilft er damit dem Jungen, durch eigene Erfahrungen Trauer, Wut und Ängste zu überwinden?
Verknüpft mit der Falldarstellung sind Exkurse in die Theorie der personzentrierten Kinderpsychotherapie wie Menschenbild, Diagnose und Behandlungsplanung.

reinhardt
www.reinhardt-verlag.de

Die Entwicklungsstufen hinauftanzen

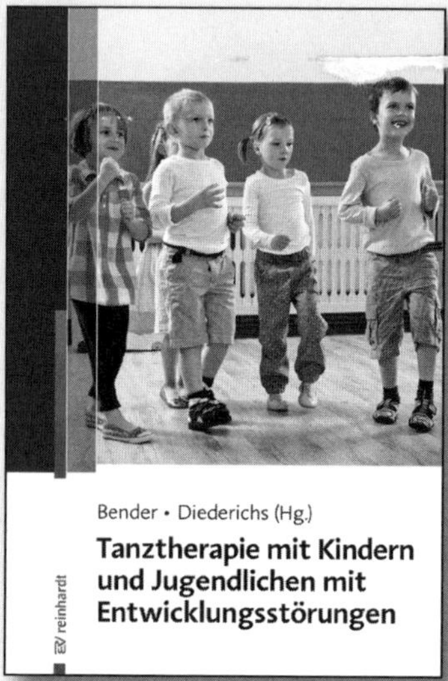

Susanne Bender /
Else Diederichs (Hg.)
Tanztherapie mit Kindern und Jugendlichen mit Entwicklungsstörungen
2022. 246 S. 4 Abb. 15 Tab.
(978-3-497-03137-5) kt

Für Kinder und Jugendliche, die eine Entwicklungsphase nicht problemlos durchlaufen haben, hat sich die Tanztherapie besonders bewährt. Wenn der Entwicklungsstand oder die emotionale Belastung den verbalen Ausdruck erschweren, kann Tanztherapie sichtbar machen, was Kinder bewegt. Das Buch vermittelt psychologisches Grundwissen über wichtige Entwicklungsphasen im Kindesalter und die dazu passenden bewegungsanalytischen Theorien. Expertinnen geben Einblick in die Vielfalt tanztherapeutischer Forschung und Praxis in verschiedenen Settings mit Kindern, Jugendlichen und jungen Erwachsenen mit unterschiedlichen Störungsbildern.

reinhardt
www.reinhardt-verlag.de